産科医のための
無痛分娩講座

編集 産婦人科吉田クリニック
北里大学客員教授
天野 完

克誠堂出版

―― 執筆者一覧 ――

【編集】

天野　完
産婦人科吉田クリニック理事・副院長，北里大学医学部客員教授

【執筆者】

天野　完
産婦人科吉田クリニック理事・副院長，北里大学医学部客員教授

藤田　那恵
北里大学病院周産母子成育医療センター産科麻酔部門

奥富　俊之
北里大学病院周産母子成育医療センター産科麻酔部門

細川　幸希
北里大学病院周産母子成育医療センター産科麻酔部門

大原　玲子
山王バースセンター産科麻酔科

海野　信也
北里大学病院院長，北里大学医学部産婦人科学（産科学）

序文

　無痛分娩との関わりは1974年に北里大学病院にレジデントとして採用された時に始まった。当時の産婦人科は"バランス麻酔"により痛みを緩和しながら選択的分娩誘発を行う「計画無痛分娩」による分娩管理を行っていた。"バランス麻酔"は分娩進行に合わせて鎮静・鎮痛薬，麻薬，吸入麻酔薬，静脈麻酔薬を併用する全身投与法で，分娩は月～金曜に1日数例から十数例が計画された。陣痛発作時はメトキシフルランを自己吸入して痛みを緩和し，排臨・発露状態になると静脈麻酔により産婦は入眠し，児は吸引娩出術により娩出される。吸入麻酔を併用して会陰切開部縫合など産科処置を行い，処置終了後麻酔から半覚醒状態で児と接触することになる。産婦が主体的に分娩に取り組む余地はなく医師任せの管理分娩で，朦朧状態での母児対面の状況に違和感を覚え，麻酔科をローテートし研修後に硬膜外鎮痛法による無痛分娩を取り入れ始めた。当初は反対意見もみられたが1980年代中ごろから次第に"バランス麻酔"に代わって硬膜外鎮痛法による無痛分娩が主流となった。硬膜外鎮痛法は0.5%ブピバカインの間欠投与法から次第に低濃度ブピバカインを選択するようになって低濃度ロピバカインとフェンタニルを併用した持続投与法がスタンダードな方法となった。

　北里大学病院では開院以来無痛分娩による分娩管理を行ってきたが，わが国では陣痛の痛みは母性の醸成に必要であり自然で生理的な営みである分娩への医療介入は極力避けるべきとの考えが根強いため無痛分娩は一般的ではなかった。しかしながら最近は無痛分娩希望例が増加しており2017年の日本産婦人科医会の調査では総分娩に占める無痛分娩の割合は6.1%で53%の例が一次施設で実施されている。全脊椎麻酔，局所麻酔薬中毒などきわめてまれとはいえ生じ得る重篤な合併症に対応するためには麻酔科医の関与が望ましいがわが国の医療体制では現実的ではない。産婦が望めば無痛分娩を提供できるような体制が望ましく，産科医が硬膜外鎮痛法による無痛分娩を安全に提供できるよう実際の手技，分娩管理上の留意点などについての解説書として本書を企画した。本書を臨床の現場で少しでも役立てていただければ幸いである。

2018年4月吉日

天野　完

目次

第1章 無痛分娩の意義 ……… 天野 完 …… 1

第2章 無痛分娩の方法と変遷 ……… 天野 完 …… 7

【1】 無痛分娩の方法 …… 7
【2】 無痛分娩の変遷 …… 10

第3章 区域鎮痛法 ……… 藤田 那恵 …… 15

【1】 産痛の伝達と区域鎮痛法 …… 15
【2】 適応と禁忌 …… 16
【3】 脊椎管の解剖 …… 19
【4】 局所麻酔薬の薬理，作用機序，胎盤移行 …… 20
【5】 添加オピオイドの薬理，作用機序 …… 22

第4章 硬膜外鎮痛法 …… 25

【1】 インフォームドコンセント ……… 天野 完 …… 25
【2】 手技の実際 ……… 奥富 俊之 …… 27
　1 必要な物品・機器 …… 27
　2 必要なモニタリング …… 28
　3 体位（坐位 or 右/左側臥位） …… 28
　4 穿刺部位（ヤコビー線） …… 28
　5 消毒 …… 29
　6 Tuohy針の把持，刺入，針の進め方，正中 or 傍正中 …… 29
　7 硬膜外腔の確認（抵抗消失法，空気 or 生理食塩水） …… 31
　8 カテーテル挿入，留置 …… 31
　9 吸引テスト …… 33
　10 テストドース注入，局所麻酔薬の選択，アドレナリン添加の必要性 …… 33
　11 メインドースの投与 …… 34
　12 帝王切開移行時の対応 …… 36
【3】 鎮痛効果の判定 ……… 藤田 那恵 …… 38
　1 区域鎮痛と鎮痛効果 …… 38

2 鎮痛効果の評価方法 ·· 38
　【4】合併症，副作用と対応 ·· 41
　　　1 血液が吸引される場合 ···細川 幸希 41
　　　2 バックフローがありくも膜下腔への迷入が疑わしい場合 ·········細川 幸希 43
　　　3 鎮痛効果が得られないときの対応 ·······························細川 幸希 45
　　　4 カテーテルトラブル（挿入困難，抜去困難，切断・遺残）·······細川 幸希 47
　　　5 低血圧 ··細川 幸希 48
　　　6 硬膜穿刺後頭痛（PDPH）······································細川 幸希 49
　　　7 神経学的合併症 ··細川 幸希 51
　　　8 局所麻酔薬中毒 ··大原 玲子 54
　　　9 硬膜下血腫，硬膜外血腫 ·······································大原 玲子 57
　　　10 高位鎮痛，全脊椎麻酔 ···大原 玲子 59
　　　11 産婦の心肺蘇生法 ··大原 玲子 61

第5章 脊髄くも膜下硬膜外併用鎮痛法（CSEA） 奥富 俊之 67

　【1】手技 ·· 67
　【2】利点と問題点 ··· 68
　【3】CSEA において特に留意すべき点 ···································· 69

第6章 傍頸管ブロック（PCB），陰部神経ブロック（PB） 天野 完 73

A 傍頸管ブロック ·· 73
　【1】手技 ·· 73
　【2】鎮痛効果 ··· 74
　【3】母体のリスク ·· 75
　【4】胎児・新生児のリスク ··· 75
　【5】新生児への影響 ··· 77
B 陰部神経ブロック ··· 77
　【1】手技 ·· 78
　【2】リスクと問題点 ··· 78

第7章 硬膜外鎮痛法が分娩経過に及ぼす影響 天野 完 81

　【1】選択的分娩誘発の是非 ·· 81
　【2】分娩第1期 ··· 82
　【3】分娩第2期 ··· 86
　【4】児頭回旋異常 ··· 88
　【5】発熱 ·· 88
　【6】搔痒 ·· 91

【7】助産師の役割 ………………………………………………………………… 92

第8章　硬膜外鎮痛法と胎児・新生児　　　　　　　　　　　天野　完 …… 97

　　【1】胎児への影響 ………………………………………………………………… 97
　　【2】新生児への影響 …………………………………………………………… 102
　　【3】母乳への影響 ……………………………………………………………… 104

第9章　無痛分娩の安全対策　　　　　　　　　　　　　　海野 信也 …… 107

　　【1】無痛分娩とそのリスク要因に関する現状認識 ………………………… 107
　　【2】安全性確保のための基本的な考え方 …………………………………… 109
　　【3】設備・機器の整備 ………………………………………………………… 110
　　【4】診療体制の整備 …………………………………………………………… 111
　　【5】研修の充実 ………………………………………………………………… 112

■ 索　引 ……………………………………………………………………………… 113

第1章 無痛分娩の意義

陣痛の痛みは子宮筋の収縮，頸管開大に伴う内臓痛と下部産道の圧迫，伸展に伴う体性痛からなり産婦は胎児娩出まで周期的な痛みを体験することになる．陣痛発来後，陣痛周期は次第に短縮し，陣痛強度が増して痛みは増強する．分娩第2期には痛みに伴い不随意の努責による腹圧が付加されて陣痛との共圧陣痛により胎児は娩出される．痛みを客観的に評価する的確な方法はないが，McGill疼痛質問票による評価では陣痛の痛みは骨折や打撲の痛みを凌駕するほどとされる[1]（図1-1）．

痛みの感じ方は個人差が大きいが，初産婦は分娩に対する不安感や恐怖感もあるため61.3％の産婦が高度以上の耐え難い痛みと表現し29.5％が中等度の痛み，9.2％が軽度の痛みとしている．一方，経産婦は初産婦に比べて分娩時間は短く，陣痛の痛みを経験しているため痛みの感じ方は軽度ではあるが46.3％の産婦は高度あるいはかなり高度の痛みと表現している[1]（表1-1）．

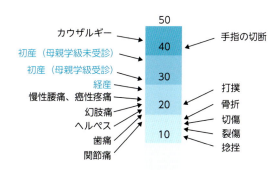

図1-1 McGill疼痛質問表による陣痛の痛み
(Melzack R. The myth of painless childbirth. Pain 1984；19：321-37 より引用)

表1-1 陣痛の痛み

痛みの感じ方	初産婦（経産婦）
きわめて高度	6.9 (0) %
かなり高度	16.5 (11.1) %
高度	37.9 (35.2) %
中等度	29.5 (29.8) %
軽度	9.2 (18.5) %
極わずか	0 (5.6) %

(Melzack R. The myth of painless childbirth. Pain 1984；19：321-37 より改変引用)

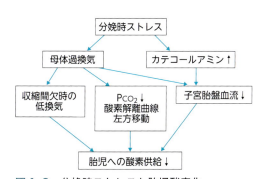

図1-2 分娩時ストレスと胎児酸素化

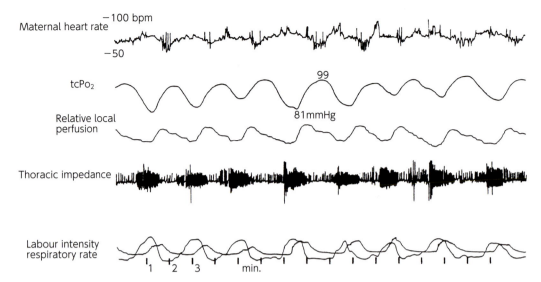

図 1-3 陣痛に伴う呼吸変動と経皮酸素分圧
活動期の陣痛に伴い心拍数，呼吸数，経皮酸素分圧の変動がみられる
(Peabody JL. Transcutaneous oxygen measurement to evaluate drug effects. Clinics Perinatol 1979；6：109-21 より引用)

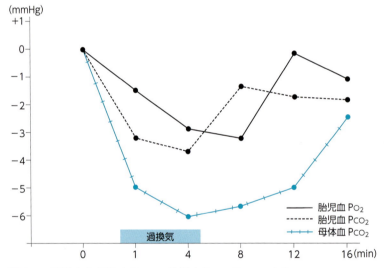

図 1-4 過換気と母体血 Pco_2，胎児血 Po_2，Pco_2 の変化
5分間の過換気で母体血 Pco_2 は1分後より低下し4分，8分後の胎児血 Po_2 (scalp blood sampling) は過換気前に比べて有意に低下する。
(Miller FC, Petrie RH, Arce JJ, et al. Hyperventilation during labor. Am J Obstet Gynecol 1974；120：489-95 より改変引用)

　分娩時のこのような耐え難い痛みやストレスを経験することが母児にとって積極的なメリットとなるとの確証はないが，陣痛発作時に胎児への酸素供給が損なわれる可能性がある（図 1-2）。陣痛発作時は痛みのために母体は過換気となり陣痛間欠期には低換気となりやすく，血圧は上昇し心拍数，呼吸数の変動がみられる（図 1-3）。過呼吸により母体の血中二酸化炭素分圧が低下するため酸素解離曲線は左方移動し胎児への酸素供給が損なわれる[2]ことになる（図 1-4）。またストレス負荷により血漿ノルアドレナリンが遊離されて血圧は上昇し，血管収縮により子宮血流量は低下す

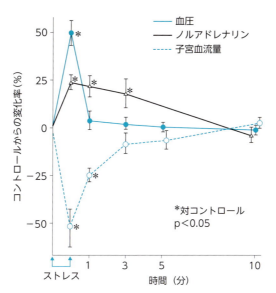

図 1-5 母体ストレスと子宮血流量
母獣（ヒツジ）へのストレス負荷によるノルアドレナリンの遊離，血圧上昇に伴い子宮血流量は 50％減少する。
(Shnider Sol M, Wrigt RG, Levinson G, et al. Uterine blood flow and plasma norepinephrine changes during maternal stress in the pregnant ewe. Anesthesiology 1979；50：524-7 より引用)

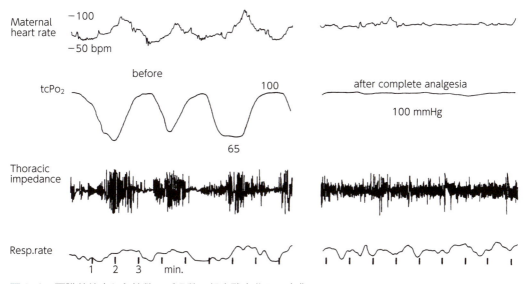

図 1-6 硬膜外鎮痛と心拍数，呼吸数，経皮酸素分圧の変化
硬膜外鎮痛により心拍数，呼吸数の変動は消失し，経皮酸素分圧は一定となる。
(Peabody JL. Transcutaneous oxygen measurement to evaluate drug effects. Clinics Perinatol 1979；6：109-21 より引用)

ることになる[3]（図 1-5）。

　心疾患合併，妊娠高血圧症候群などのハイリスク妊娠は陣痛に伴う呼吸，循環系の変化を避ける必要があり硬膜外鎮痛法による無痛分娩の医学的適応と考えられる。また胎児予備能の低下が示唆される子宮内胎児発育不全の症例や早期産なども子宮胎盤循環を保持する意味で，硬膜外鎮痛法に

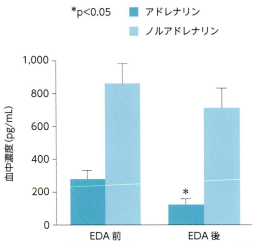

図1-7 硬膜外鎮痛と血中カテコールアミンの変化

硬膜外鎮痛前（EDA）の血中ノルアドレナリン値は866±122 pg/mL，アドレナリン値は280±49 pg/mLで硬膜外鎮痛後にはノルアドレナリン値は19％減少し，アドレナリン値は56％減少する（p<0.05）。
(Shnider SM, Abboud TK, Artal R, et al. Maternal catecholamines decrease during labor after epidural anesthesia. Am J Obstet Gynecol 1983；147：13-5 より引用)

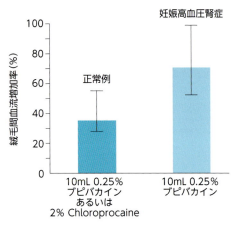

図1-8 硬膜外鎮痛と絨毛間血流の変化

正常例では0.25％ブピバカイン10 mL投与後に絨毛間血流は37％増加し，妊娠高血圧腎症例では77％増加する。
(Hollmén AI, Jouppila R, Jouppila P, et al. Effect of extradural analgesia using bupivacaine and 2-chloroprocaine on intervillous blood flow during normal labour. Br J Anaesth 1982；54：837-42. Jouppia P, Jouppila R, Hollmén A, et al. Lumbar epidural analgesia to improve intervillous blood flow during labor in severe preeclampsia. Obstet Gynecol 1982；59：158-61 より引用)

よる分娩管理が望ましいと考えられる。硬膜外鎮痛法により痛みを軽減，除去することで陣痛に伴う過換気-低換気のサイクルを抑制できるので母体の経皮酸素分圧は一定に保たれることが示唆されている[4]（図1-6）。また硬膜外鎮痛法によりストレスホルモンの遊離が抑制され[5]（図1-7），Xe-133ガスを用いた検討では絨毛間血流が増加する[6]ことが示唆されている。特に子宮動脈の攣縮が病態の背景にある重症妊娠高血圧症候群では絨毛間血流量の増加は著しい[7]（図1-8）。

わが国では分娩時の痛みを経験することで児への愛情が深まり，母性の醸成に繋がるなど精神面でのメリットが強調されてきたため医学的適応のない正常例に無痛分娩が考慮されることは一般的ではなかった。合併症のない産婦で胎児発育も良好な正期産例であれば分娩時の痛みやストレスが母児に負の影響を及ぼすことはないが，産婦が痛みから解放された快適な分娩体験を希望すれば無痛分娩を考慮してもよいはずである。米国産婦人科学会は医学的適応がない場合でも産婦の希望は無痛分娩の適応であり積極的に無痛分娩を提供すべきであると勧告している[8]。わが国でもバースプランの一つとして無痛分娩に関する正しい情報を提供し，産婦の希望があれば硬膜外鎮痛法による無痛分娩を安全に提供できるような医療体制の確立が望まれる。

【文　献】

1) Melzack R. The myth of painless childbirth. Pain 1984；19：321-37.
2) Miller FC, Petrie RH, Arce JJ, et al. Hyperventilation during labor. Am J Obstet Gynecol 1974；120：489-95.
3) Shnider Sol M, Wrigt RG, Levinson G, et al. Uterine blood flow and plasma norepinephrine changes during maternal stress in the pregnant ewe. Anesthesiology 1979；50：524-7.
4) Peabody JL. Transcutaneous oxygen measurement to evaluate drug effects. Clinics Perinatol 1979；6：109-21.
5) Shnider SM, Abboud TK, Artal R, et al. Maternal catecholamines decrease during labor after epidural

anesthesia. Am J Obstet Gynecol 1983 ; 147 : 13-5.
6) Hollmén AI, Jouppila R, Jouppila P, et al. Effect of extradural analgesia using bupivacaine and 2-chloroprocaine on intervillous blood flow during normal labour. Br J Anaesth 1982 ; 54 : 837-42.
7) Jouppia P, Jouppila R, Hollmén A, et al. Lumbar epidural analgesia to improve intervillous blood flow during labor in severe preeclampsia. Obstet Gynecol 1982 ; 59 : 158-61.
8) Pain relief during labor. ACOG Committee Opinion : Committee on Obstetrics : Maternal and Fetal Medicine Number 118-January 1993, Int J Gynnecol Obstet 1993 ; 42 : 73.

〈天野　完〉

第2章 無痛分娩の方法と変遷

1 無痛分娩の方法

　分娩第1期の子宮収縮，頸管開大に伴う内臓痛のインパルスは交感神経を介し脊髄のTh10-L1分節を経由して伝達され，第2期の下部産道の開大，伸展に伴う体性痛は陰部神経によりS2-S4分節を経由して伝達される。したがって痛みの伝達経路を薬物により末梢か中枢で遮断すれば無痛分娩が可能となる。無痛分娩は全身投与法と区域鎮痛法に大別され（表2-1），精神予防法，ソフロロジー，アロマテラピー，リフレクソロジーなど薬物を用いないで痛みを軽減する場合は和痛分娩と呼称することが多い。

1 全身投与法

- 全身投与法は鎮痛・鎮静薬，麻薬，吸入麻酔薬などによる鎮痛法で塩酸ペチジン（メペリジン）が25～50 mg静注あるいは50～100 mg筋注でしばしば用いられてきた。静注では5分後，筋注では45分後に効果が得られ，3～4時間の反復投与が行われる。胎盤移行は速やかで，新生児では肝代謝が未熟なためメペリジンの半減期は20時間，代謝産物のノルメペリジンの半減期は60時間に及ぶ。新生児呼吸抑制の頻度が高いが投与後1時間以内の娩出では影響は少ない。新生児の呼吸抑制はナロキソンの投与（0.01～0.02 mg/kg筋注あるいは静注）で拮抗する。
- ジアゼパムは10 mgの投与では影響は少ないが30 mg以上の投与は新生児筋緊張低下，呼吸抑制，嗜眠，哺乳力減弱，低体温，黄疸の増強などの頻度が高く母児相互作用に負の影響を及ぼす可能性が問題になる。
- 塩酸ケタミンは導入，覚醒が比較的早く体性痛に対する鎮痛効果が強いが胎盤移行は速やかで反復投与により新生児中枢神経抑制を来し得る。

表2-1　薬物による分娩時鎮痛の方法

区域鎮痛法 （regional analgesia）	・硬膜外鎮痛（epidural analgesia：EDA） 　　　間欠投与 　　　持続投与 　　　patient controlled epidural analgesia（PCEA） ・脊髄くも膜下鎮痛（spinal analgesia：SA） ・脊髄くも膜下硬膜外併用鎮痛（combined spinal-epidural analgesia：CSEA） ・傍頸管ブロック（paracervical block：PCB） ・陰部神経ブロック（pudendal block：PB）
全身投与法	・バランス麻酔：鎮痛薬，鎮静薬，麻薬，吸入麻酔薬，静脈麻酔薬 ・IV-PCA（intravenous patient controlled analgesia）

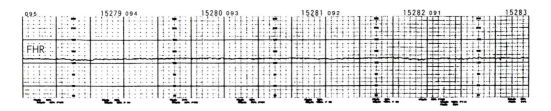

図2-1 "バランス麻酔"による無痛分娩時の胎児動脈血酸素飽和度モニタリング
反射型センサー FS-14（LEDs；735/890 nm, Nellcor Inc, USA）を胎児頬〜側頭部に装着，子宮壁との間に留置し胎児動脈血酸素飽和度（$FSpO_2$）を連続的にモニタリングした症例。
子癇前症でジアゼパム 10 mg，ペチロルファン® 1A の筋注後の記録で胎児心拍数基線は消失しているが，$FSpO_2$ は 65% 前後を推移し，胎児酸素化は良好と推察できた。
(Amano K, Nishijima M, Suzuki K. Monitoring of fetal arterial oxygen saturation during labor analgesia. 北里医学 1999；29：24-31 より引用)

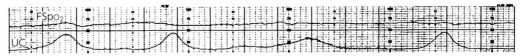

表2-2 "バランス麻酔"による無痛分娩の問題点

1. 効果が限られる
2. 胎児心拍数基線細変動の減少・消失，sinusoidal pattern により胎児評価が困難
3. 母体・新生児の呼吸抑制の頻度が高い
4. 母児相関が損なわれる可能性
5. 麻酔薬の長期的な児への影響

- 亜酸化窒素は 1961 年 Tunstall により分娩時鎮痛に用いられて以来，簡便であることから酸素 50％＋亜酸化窒素 50％（Entonox®）の自己吸入が広く行われた。メチオニン合成酵素活性の抑制や，長時間投与による脳への刷り込み現象により成人期に薬物依存の原因になり得る可能性を危惧する報告[1]もみられ，現在では無痛分娩に使用することはほとんどない。
- "バランス麻酔"[2]は分娩進行に合わせ，これらの鎮痛薬，鎮静薬，吸入麻酔薬，静脈麻酔薬を必要最少量組み合わせて用いる無痛分娩法で，分娩第 1 期（潜伏期）に精神的サポートで疼痛が軽減しない場合にはニトラゼパム 5〜10 mg 経口投与かジアゼパムを 10 mg 筋注する。陣痛発作時はメトキシフルランの自己吸入アナルガイザー（腎毒性のため使用困難となった以降は，亜酸化窒素あるいはエンフルランの自己吸入）で対応する。フリードマン曲線の活動期〜加速期にペントバルビタール 100〜200 mg の経口投与を行い急峻期（子宮口 8〜10 cm）でペチロルファン® 1A（塩酸ペチジン 50 mg と酒石酸レバロルファン 0.625 mg の合剤）を筋注する。児娩出直前に塩酸ケタミン 30 mg，あるいはペントバルビタール 100 mg を静注し必要に応じて吸入麻酔を追加して分娩後の処置を行う。
- 全身投与法は無痛効果が限られ，胎児心拍数基線細変動減少・消失など胎児心拍数所見（図2-1）が薬物投与により修飾されること，新生児呼吸抑制の頻度が高く新生児神経行動評価スコア[4]（neurological and adaptive capacity score：NACS）が低値となり，母児相関が損なわれる可能性，薬物の中枢神経系への長期的影響などの問題が危惧される（表2-2）。血液凝固異常など硬膜外鎮痛法が禁忌の症例以外に選択されることはなくなったが，最近はこのような症例には PCA ポンプを用いたレミフェンタニルの静脈内患者調節鎮痛法（intravenous patient controlled analgesia：IV-PCA）が行われている。レミフェンタニルは短時間作用型のオピオイド μ 受容体の特

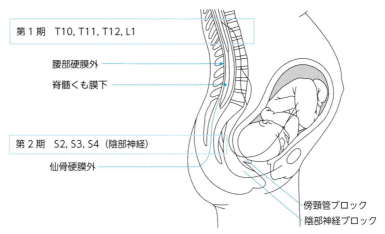

図 2-2　産痛の伝達経路と区域鎮痛法

異的アゴニストで血漿・組織エステラーゼで速やかに分解され半減期は 3 分と短い。長時間投与でも蓄積性が低く，短時間で効果は消失する。PCA ポンプは基礎流量 0.25〜0.5 μg/kg，1 回投与量 0.25〜0.5 μg/kg，ロックアウト時間 2 分に設定するが最適な投与法は定まっていない。レミフェンタニルによる IV-PCA は母児の呼吸抑制が問題となるので，持続的な呼吸監視と呼吸抑制に速やかに対応できる体制が不可欠となる[5]。

2 区域鎮痛法（図 2-2，第 3〜6 章参照）

- 傍頸管ブロック（paracervical block：PCB）は求心性知覚神経を Franlenhaeuser 神経叢のレベルでブロックする方法で，手技は容易であるが子宮動脈の攣縮，子宮筋過緊張に起因する一過性胎児徐脈の頻度が高いことから現在は無痛分娩に用いることはほとんどない。陰部神経ブロック（pudendal block：PB）は左右の仙棘靭帯に Kobak 針を刺入し局所麻酔薬により陰部神経をブロックする方法で分娩第 2 期の下部産道の開大，伸展に伴う痛みは軽減できるが第 1 期の痛みはブロックできない。
- 硬膜外鎮痛法が無痛分娩法の第一選択の方法で局所麻酔薬の間欠投与あるいは持続投与により分娩第 1 期は Th10-L1，第 2 期は S2-S4 のレベルをブロックする。低濃度局所麻酔薬とオピオイドの持続投与法がスタンダードな方法であるが，産婦自らが PCA ポンプにより痛みをコントロールする硬膜外自己調節鎮痛法（patient controlled epidural analgesia：PCEA）も行われる。脊髄くも膜下硬膜外併用鎮痛法（combined spinal-epidural analgesia：CSEA）は硬脊麻針により硬膜外腔確認後 27G の脊麻針をくも膜下腔に刺入し，局所麻酔薬（ブピバカイン 2.5 mg），オピオイド（フェンタニル 15〜20 μg）を投与後は持続硬膜外鎮痛法に準ずる。分娩進行が速やかな経産婦では脊髄くも膜下腔への局所麻酔薬，オピオイドの単回投与で対応が可能な場合もある。脊髄くも膜下腔への持続投与法は一般的ではない。

2 無痛分娩の変遷

1 世界の動向[6,7]

- 1847年にSimpsonがエーテル，クロロホルムによる無痛分娩を世界で初めて行ったが，陣痛の痛みは原罪として享受すべきであり，苦痛を取り除くことは罪悪（旧約聖書：創世記3章16節）と考えていた当時は宗教家，医療従事者をはじめ一般大衆からの反対により広まることはなかった。その後1853年，1857年に大英帝国Victoria女王の出産時（レオポルド王子，ベアトリックス王女）にSnowがクロロホルム吸入による無痛分娩を行ったことで，無痛分娩が社会的に認知されるようになった。1902年にスコポラミンとモルフィンの合剤が報告されて無痛分娩に用いられるようになり"German method"，"twilight sleep"として欧米で広まった。母児の呼吸抑制が問題となり，次第に行われなくなったがその後はさまざまな方法，薬物を用いた鎮痛法が行われ現在に至っている。

- 1940年に英国のDick-Readは分娩に対する恐怖・不安感が身体の緊張を生み疼痛をさらに増強することを指摘し（fear-tension-pain syndrome），分娩生理を十分に理解し，リラックスして呼吸法により緊張・不安感を取り除くことで痛みを緩和する自然分娩法（natural childbirth）を提唱した。ロシアではVelvoskyとNicolaievにより"Pavlov method"に基づく精神予防法が行われ，1951年にフランスのRamazeが精神予防性無痛分娩（ラマーズ法）として報告して以降，薬物を用いない和痛分娩法として世界的に広まりわが国にも導入されることになった。

- 区域鎮痛法は1900年（Kreis）に脊髄ブロック，1908年（Muller）に陰部神経ブロック，1909年（Stoeckel）にサドルブロック，1926年（Gellert）に傍頸管ブロック，1928年（Pickless）に腰部持続硬膜外ブロックの報告がみられるが，無痛分娩法として積極的に硬膜外鎮痛法が導入されるようになったのは1950年代以降である。1970年代までの硬膜外鎮痛法は主として0.5％のブピバカインによる間欠投与法が行われていたが運動神経遮断を回避するため次第に低濃度の局所麻酔薬が選択されるようになり，現在では低濃度局所麻酔薬とオピオイドを併用した持続投与法がスタンダードな方法となっている。またブピバカインに比べ神経毒性，心血管毒性の低いロピバカインが用いられるようになり，産婦が自ら疼痛をコントロールできるPCEAや脊髄くも膜下鎮痛法との併用法であるCSEAが行われるようになった[8]（表2-3）。

- 1996年に世界産婦人科連合会（International Federation of Gynecology and Obstetrics：FIGO）に登録された主として大学病院に無痛分娩に関するアンケート調査を行い世界の動向を検討した[9]。送付先は北米2カ国147施設，ヨーロッパ9カ国202施設，アジア・オセアニア10カ国144施設である（回収率は北米31％，ヨーロッパ28％，アジア・オセアニア33％）。同時期に日本の大学病院107施設に送付し，84施設から回答を得た。北米ではすべての施設，ヨーロッパでは98％の施設，アジア・オセアニアでは94％の施設が無痛分娩を提供すると回答し，北米の94％，ヨーロッパの85％，アジア・オセアニアでは76％の施設が硬膜外持続鎮痛法を行うと回答した。一方，わが国の大学病院では無痛分娩を提供できる施設は55％に過ぎず，医学的適応例に限られた。世界的に硬膜外鎮痛法が無痛分娩の主流であるがそれ以外にヨーロッパでは多彩な方法が行われており，イギリス，北欧諸国ではすべての施設が亜酸化窒素による吸入麻酔も行うと回答している。ドイツでは経直腸鎮痛が65％の施設で行われ，イギリス，オーストラリア，

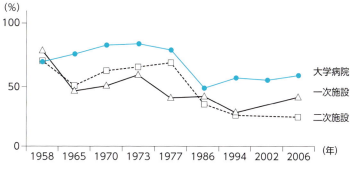

表 2-3 硬膜外鎮痛法の変遷

図 2-3 無痛分娩を行う頻度の変遷

イスラエルでは経皮的電気刺激療法（transcutaneous electrical nerve stimulation：TENS）も行われている。ヨーロッパ諸国ではアロマテラピー，リフレクソロジー，催眠，水中出産を用いるなど薬物を用いない和痛分娩も行われている。先進諸国では医学的適応例以外にも積極的に無痛分娩が提供されており，ほとんどの施設で麻酔専門医が無痛分娩に関与していることと麻酔専門ナース（nurse anesthetist）の存在がわが国との相違点であった。

2 わが国での変遷と現状[9]

- 1930年代から無痛分娩は行われていたが[10]，積極的に分娩管理に導入されたのは1950年代以降である。もっともその時代の施設分娩例の頻度は5％に過ぎず，ほとんどが"産婆"による自宅分娩であり医療介入の機会は限られていた。1960年代に約半数が施設分娩例となり1970年代以降になってほとんどの分娩が産科医療施設で管理されるようになった。
- 無痛分娩研究会〔1994年から「分娩と麻酔研究会」，2009年から「日本産科麻酔学会（Japan Society for Obstetric Anesthesia and Perinatology：JSOAP）」と改称〕が行ったアンケート調査によれば無痛分娩は1977年の調査までは大学病院の70％で行われ，一次・二次施設でも50％の施設で行われていた（図 2-3）。大学病院では無痛分娩の多くは医学的適応例であり，一次施設では医学的適応例は6％に過ぎず，60％が産婦の希望，34％が医学的適応あるいは産婦の希望によると回答した。1986年の調査では無痛分娩を実施する施設は減少し，2006年の調査まで変化なく推移している。2010年の日本周産期・新生児医学会認定研修施設へのアンケート調査では母体・胎児専門研修施設の47％は無痛分娩を提供しておらず31％の施設が医学的適応例に限り硬膜外鎮痛法による無痛分娩を提供しているが産婦の要望で提供する施設は3％に過ぎない[11]。一次施設の現状に関しては全国の開業産婦人科医の団体である東京オペグループ（佐藤喜

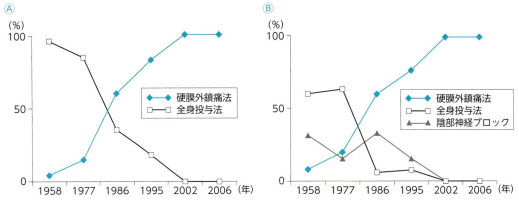

図 2-4　無痛分娩の方法
Ⓐ分娩第 1 期　Ⓑ分娩第 2 期

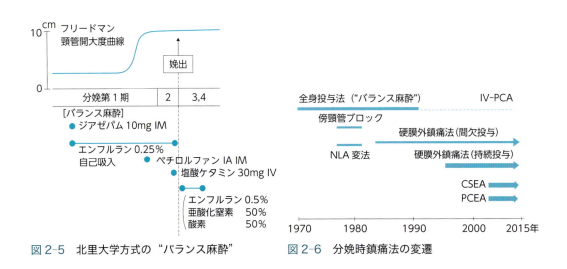

図 2-5　北里大学方式の"バランス麻酔"　　図 2-6　分娩時鎮痛法の変遷

一会長；2017 年 3 月 31 日創立 65 周年で東京オペグループは解散）の年報によれば 1990～1994 年の総分娩 541,501 例中硬膜外鎮痛法による無痛分娩が行われたのは 13,643 例（2.5%）であり，2003～2007 年は 404,420 例中 16,721 例（4.1%），2010～2014 年は 343,194 例中 18,628 例（5.4%）と増加傾向がみられている。無痛分娩のニーズの高まりが窺われるが，現状ではわが国の一次施設で無痛分娩が行われる頻度は 4～5% 程度であろうと推察される。

- 無痛分娩の方法は 1930 年代には，ペルノクトン，エピバンなどの静脈麻酔やレクチドンなど注腸坐薬が用いられ[12] 1940 年代になるとエーテル，亜酸化窒素による吸入麻酔薬が用いられた。1950 年代中ごろに Read が提唱した精神予防法（ラマーズ法）がわが国にも紹介されている。1960～1970 年代から 1980 年代中頃までは鎮痛薬，鎮静薬，麻薬，吸入麻酔薬，静脈麻酔薬などを用いた全身投与法（いわゆる"バランス麻酔"）が広く行われていた。1980 年代から硬膜外鎮痛法が一般的な方法となり，2002 年のアンケート調査以降はすべての施設で硬膜外鎮痛法が第一選択の方法と回答している（図 2-3）。1980 年代は周産期医療が著しく発展し，母体中心の産科医療から胎児もまた医療の対象と考えられるようになった時期である。薬物の胎児・新生児への影響が危惧されるようになったことと，医療介入を避けた自然分娩志向の社会的風潮が全身

投与法による無痛分娩を敬遠するようになった背景にあった。硬膜外鎮痛法に関しては1986年の調査では0.5%ブピバカインの間欠投与法が一般的であったが次第に低濃度の局所麻酔薬が選択されるようになり，2002年の調査では低濃度局所麻酔薬とオピオイドを併用した持続投与法が行われるようになった。選択する局所麻酔薬は1995年の調査ではリドカイン，メピバカイン，ブピバカインがそれぞれ55%，23%，21%の頻度であった。2002年の調査では90%の施設がブピバカイン，10%の施設がロピバカインを選択しており，2006年の調査では49%の施設がロピバカインを選択していた（図2-4）。

● 2000年ごろからPCEAや脊髄くも膜下硬膜外併用鎮痛法（CSEA）が無痛分娩に導入されるようになったが実施する施設は限られていた。北里大学病院では1971年の開院以来，全身投与法（"バランス麻酔"）による無痛分娩（図2-5）を積極的に行ってきたが，1980年代以降は区域鎮痛法による分娩管理を行っている（図2-6）。

【文献】

1) Jacobson B, Nyberg K, Grönbladh L, et al. Opiate addiction in adult offspring through possible imprinting after obstetric treatment. BMJ 1990；301：1067-70.
2) Osanai K, Arai M, Nakai M, et al. Present status of obstetric analgesia and anesthesia, and concomitant use of elective induction of labor. 北里医学 1978；8：32-50.
3) 天野 完．バランス麻酔．臨婦産 2000；54：1013-5.
4) 天野 完．硬麻分娩と新生児neurobehavior．分娩と麻 1991；69：78-83.
5) 松澤晃代，望月純子，大西庸子，ほか．レミフェンタニルを用いた経静脈的患者自己調節鎮痛法による無痛分娩の母児への影響．日周産期・新生児会誌 2016；52：836-9.
6) Pitcock CD, Clark RB. From Fanny to Fernand：the development of consumerism in pain control during the birth process. Am J Obstet Gynecol 1992；167：581-7.
7) Wiebke G, Hugo VA. A century of regional analgesia in obstetrics. Anesth Analg 2000；91：773-5.
8) Loubert C, Hinova A, Fernando R. Update on modern neuraxial analgesia in labour：a review of the literature of the last 5 years. Anesthesia 2011；66：191-212.
9) 天野 完，前田宗徳，田口雅之，ほか．無痛分娩～最近の世界の動向～．分娩と麻 1996；76：29-34.
10) 天野 完．わが国における無痛分娩の変遷と現状．産婦の実際 2009；58：2029-33.
11) 照井克生．母体・胎児・新生児における鎮静・鎮痛・麻酔に関する全国アンケート調査結果．周産期シンポジウム抄録集 2011；No 29：27-30.
12) 安井修平．わが国における無痛分娩の推移を顧みて．分娩と麻 1963；1：4-9.

（天野　完）

第3章 区域鎮痛法

1 産痛の伝達と区域鎮痛法

1 産痛の伝達

- 産痛（陣痛）は分娩時に生じる下腹部痛や腰痛等の総称であり，分娩時期によって機序，部位の異なる痛みである．分娩第1期には子宮収縮に伴う内臓痛を主とし，分娩第2期にはこれに子宮頸部〜骨盤底，会陰の伸展による体性痛が加わる．この痛みを緩和するためにはそれぞれの痛みが伝達される経路を知り，該当箇所を効果的にブロックすればよい（図3-1）．
- 痛みは，感覚器（子宮や骨盤底，外陰部など）から個々の感覚神経を通って一定のレベルの脊髄後角に入力され，脊髄の感覚細胞ニューロンを経て脊髄視床路を上行し大脳へと伝えられる．痛みの入力に一致した脊髄レベルで痛みをブロックすること，つまりそのレベルに応じた鎮痛を行うことにより，効果的な鎮痛が図れるのである．

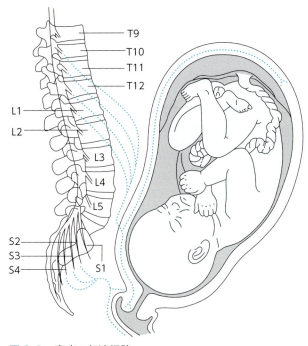

図3-1 産痛の伝達経路

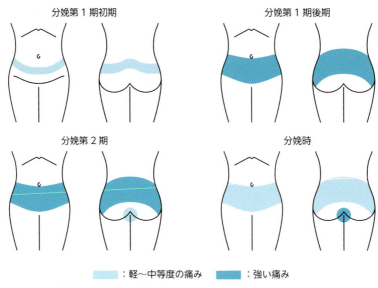

図 3-2 分娩経過と痛みの場所

- 区域鎮痛法は，薬物の全身投与と異なり薬剤が全身循環に移行しにくいこと，使用する局所麻酔薬の濃度や量を調節することによって分離麻酔（感覚神経はブロックし，運動神経はブロックしない，など）が可能なことから，無痛分娩に適した方法であるといえる。

2 分娩経過に応じた区域鎮痛法

- 分娩第 1 期は陣痛開始から子宮口全開大までであるから，子宮収縮による内臓痛が主体である。子宮収縮による痛みは，下下腹神経叢を経由して胸髄 Th10 から腰髄 L1 レベルに入力される。
- 分娩第 1 期後半〜分娩第 2 期になると，胎児が産道を通過する痛み，すなわち子宮頸部〜腟上部，陰部の伸展による痛みが加わる。これは陰部神経から仙髄 S2-4 レベルに入力される。
- 分娩第 1 期には Th10-L1 までの鎮痛を目標とし，分娩第 1 期後半以降にかけてはさらに鎮痛域を S2-4 まで広げていく必要がある（図 3-2）。

2 適応と禁忌

1 適応

無痛分娩における硬膜外鎮痛の適応は，大きく分けて 2 つある。1 つは妊婦が無痛分娩を希望していることであるが，もう 1 つは医学的に無痛分娩が望ましい場合である。

医学的に無痛分娩が望ましい場合は以下のようなものが挙げられる。

(1) 妊娠高血圧症候群

- 陣痛により妊婦は子宮収縮期には過換気になりやすく，陣痛間欠期には低換気になる傾向がある。過換気も低換気も胎児への酸素供給量を低下させる。さらに，痛みによって母体血中カテコラミンは増加し子宮血流は減少する。良好な硬膜外鎮痛は陣痛のストレスによるカテコラミン遊

離や過換気，低換気を抑制し，子宮胎盤血流の減少を回避しうる．母体血圧が正常に保たれていれば，硬膜外鎮痛は胎児循環には影響しない．
- 妊娠高血圧症候群では子宮胎盤血流の低下が示唆される状態にあるため，子宮胎盤血流の減少が深刻な問題になり得る．妊娠高血圧症候群の妊婦において硬膜外鎮痛は臍帯血管抵抗を減少させ胎盤血流を増加させるという報告もある[1,2]．

(2) 血圧上昇が母体にとってリスクとなり得る疾患
- 妊娠高血圧症候群では分娩中に異常高血圧を来す可能性が高く，脳出血や子癇のリスクとなる．
- 脳動脈瘤や脳動静脈奇形合併妊婦では通常よりも血圧変動の閾値が低く，陣痛による血圧変動が動脈瘤破裂リスクを高める場合もある．

(3) 心疾患合併妊婦
- 分娩時の痛みにより，母体血中カテコールアミン値は上昇し母体の心収縮力や，心臓の前後負荷，心拍数を増加させる．また，痛みにより母体の過換気やストレスが惹起され酸素消費量は増加する．そのため，心疾患の状態によっては子宮収縮，陣痛による循環血液量の変動や血圧変動が心血管系への負担となり，循環動態の破綻や不整脈発生の可能性がある．
- 心疾患のなかでも，特に逆流性弁疾患，僧帽弁狭窄症，虚血性心疾患，Marfan症候群（重症度によっては帝王切開が必要），頻脈性不整脈などはよい適応となる．

(4) 神経筋疾患
- 筋力の低下がみられるような疾患，重症筋無力症や筋ジストロフィー，筋炎などでは，陣痛による呼吸筋の仕事量増加が好ましくない場合がある．鎮痛による呼吸仕事量が抑制されることは有用である．
- 胸髄Th6よりも高位の脊髄損傷では自律神経過反射が起こり得る．自律神経過反射は損傷部位よりも下位での刺激により生じ，発作性高血圧，頭痛，徐脈を特徴とする．第4胸髄から第2腰髄までにわたって存在する交感神経は延髄などの上位中枢から抑制性のコントロールを受けているが，脊髄損傷患者ではこの上位中枢からの抑制が途絶されるため，損傷部位より下位からの刺激は抑制されずに交感神経系と反射弓を形成する．その結果，交感神経系の興奮により損傷レベルより下位での血管の収縮を起こし発作性高血圧を生じる．血圧上昇は大動脈弓と頸動脈の圧受容体に感知され，迷走神経反射が起こる．この一連の反応が自律神経過反射であり，陣痛はこの原因となり得るので鎮痛が必要となる．

(5) 緊急帝王切開となる可能性が高い場合
- 硬膜外鎮痛が確立できていれば（きちんと使用できる硬膜外カテーテルが留置されていれば），緊急時にも硬膜外麻酔へ切り替えての帝王切開術が可能である．そうでない場合，時間的余裕がないと全身麻酔をせざるを得ない状況になってしまう．ただし，効果的に使用できるカテーテルが留置されていても，手術可能な麻酔効果を発現させるには手術開始までに15分程度の時間は必要である．
- 双胎や帝王切開術既往のある経腟分娩，高度肥満妊婦などでは，万が一の事態に備えて硬膜外鎮痛を確立できるようにしておくことが安全性の面から勧められる．

(6) 陣痛や出産に対する不安や恐怖が強いもの
- 出産や陣痛への恐怖が強い場合，効果的な鎮痛により安全な分娩が可能となることも多い．

2 禁忌

まず,大原則として妊婦が希望していない場合は禁忌である。

その他以下のようなものでは禁忌あるいは,禁忌ではないが硬膜外鎮痛による無痛分娩が硬膜外鎮痛による合併症のリスクを上昇させることになり得るので,リスクとベネフィットを考慮したうえで実施すべきである。

(1) 出血傾向や血液凝固障害

- 硬膜外血腫のリスクが高い。妊婦でも血小板数が減少している場合や抗凝固薬を服用している場合がある。血小板値,血液凝固機能（PT,APTT）,抗凝固薬使用の有無（低用量アスピリン,未分画ヘパリンなど）は必ずチェックすべきである。特に,妊娠高血圧症候群妊婦では血小板数が急速に減少することがあり注意が必要である。
- 抗凝固療法については,硬膜外麻酔によって血腫形成のリスクが高まるという明確なエビデンスは存在しないが,抗凝固薬使用中には一定の基準が必要であろう。以前はわが国での明確な指針が存在しなかったため,米国区域麻酔学会（ASRA）[3]や英国麻酔科学会[4]のガイドラインが参考にされることが多かったようだが,2016年に日本ペインクリニック学会・日本麻酔科学会・日本区域麻酔学会より「抗血栓療法中の区域麻酔・神経ブロックガイドライン」[5]が発行されているので確認するとよい。
- 血小板値については血小板数が $10.0 \times 10^4/\mu L$ 以上であることが望ましい。$8.0 \times 10^4/\mu L$ 未満での硬膜外穿刺は避けるべきである。PT,APTTは施設基準値上限以下であることを確認する。
- 薬物使用については低用量アスピリンの単独使用は禁忌ではないが出血に対する注意は怠らない。未分画ヘパリンは,1日2回投与や,1日10,000単位以下の投与では休薬の必要はない。1日2回以上または1日10,000単位以上の投与,持続投与の場合には穿刺前に4時間以上は休薬する。

(2) 全身性の感染症や穿刺部位の感染

- 硬膜外膿瘍や髄膜炎のリスクが高まる。穿刺部位（第3〜4腰椎近傍）に感染や膿瘍形成がある場合には,穿刺行為そのもので感染巣を硬膜外腔〜脊髄くも膜下腔に押し込んでしまうリスクが高いため避けるべきである。また,前期破水,早期破水妊婦では感染が急速に全身に広がる可能性もある。
- 炎症反応が上昇していても絨毛膜羊膜炎などで適切な抗菌薬が投与されているような場合には硬膜外穿刺により全身の菌血症リスクが上昇するとは考えにくく,禁忌ではないと考える。

(3) 進行性の脊髄病変

- 多発性硬化症や急性散在性脳脊髄炎などでは以前は区域鎮痛/麻酔による神経障害悪化のリスクがあるとして禁忌とされていた。近年では安全に施行できたという報告も多く,通常の硬膜外鎮痛によりリスクが著しく高くなるものではないとされている[6,7]。病状と妊婦の希望をよく考慮し,十分なインフォームドコンセントを得たうえでの施行は可能である。

(4) 心疾患合併妊婦の一部

- 重症の大動脈弁狭窄症や閉塞性肥大型心筋症の場合には,通常の硬膜外無痛分娩はリスクを伴う。区域鎮痛により主に腹部内臓〜下肢にかけての交感神経がブロックされることで同部位の末梢血管が拡張し血行動態が急激に悪化する可能性があるからである。

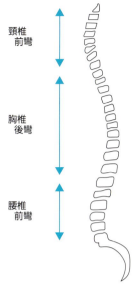
脊椎の生理的彎曲

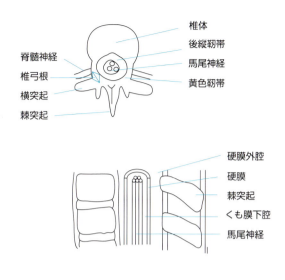
脊椎の横断面と縦断面

図 3-3 脊椎管の構造

3 脊椎管の解剖

1 脊椎管の構造と硬膜外腔

- 硬膜外鎮痛を施行するにあたり，解剖を理解しておくことは必須である。
- 脊椎は通常，頸椎が前に彎曲し，胸椎は後ろに彎曲，腰椎は前に彎曲し，全体的にS字状のカーブを描くような構造をしている。
- 硬膜外腔は外壁を黄色靭帯（後方），後縦靭帯（前方），椎弓根と脊椎骨膜（外側），内壁を硬膜によって囲まれた脊椎管内の腔であり，大後頭孔から仙骨尾骨靭帯に至る。腔内には脊髄神経・脂肪組織・静脈叢が存在する。
- くも膜下腔は，硬膜からさらに内側のくも膜に囲まれた空間であり，脳脊髄が存在し脳脊髄液で満たされている。くも膜は通常硬膜に密着している。成人では脊髄の下端（脊髄円錐）は腰椎L1の高さであり，それ以下は馬尾神経となる。脊髄の損傷を避けるために脊髄くも膜下穿刺はL2よりも下位の腰椎レベルで施行し，L3/4またはL4/5での穿刺が一般的である（図 3-3）。

2 妊娠に伴う変化

- 妊娠により，①脊椎の彎曲，②硬膜外腔とくも膜下腔の広さ，③靭帯の硬さに変化がみられる。これらを理解しておくことは区域鎮痛を行ううえで重要である。
- 妊娠時と非妊娠時では脊椎の彎曲に変化が起こる。妊娠子宮の重量を支えるために腰椎の前彎が増大し，後方に反り返る姿勢となる。さらに，増大した腹部のため硬膜外穿刺時に前かがみの姿勢が取りにくくなるうえ，陣痛のある状態では良好な姿勢は取りにくくなる。このため，脊椎棘

突起の間隔が狭まり，硬膜外穿刺の難易度が増す。近年では，正確な棘間の同定と解剖学的な構造の確認のために穿刺前の脊椎の超音波検査が有用であるという意見もある[8]。
- 仰臥位での妊婦の脊柱をみてみると胸椎の後彎が減少し，脊柱彎曲の最低部は非妊時が第8胸椎なのに対して第6～7胸椎レベルにまで高くなっており，非妊時に比べ全体的に「平ら」な構造になっている[9]。
- また，妊娠子宮の増大に伴い下大静脈は圧迫され，下半身の静脈血が脊柱管内に流入することで硬膜外腔の静脈が拡張する。このため硬膜外穿刺時の血管損傷の頻度は高くなり，硬膜外カテーテルが血管内迷入しやすくなることにも注意するべきである。硬膜外腔の静脈拡張により圧迫されて脊髄くも膜下腔は狭小化する。
- 妊娠により分泌されるリラキシンなどのホルモンの影響で靱帯が柔軟になるため，硬膜外穿刺時に重要な抵抗消失法での黄色靱帯の感覚が非妊婦と比べてわかりにくくなる。
- 胸椎後弯の減少と脊髄くも膜下腔の狭小化は，脊髄くも膜下硬膜外併用鎮痛法の際には局所麻酔薬の量や拡がりを考慮するうえで重要になってくる（第5章参照）。

4 局所麻酔薬の薬理，作用機序，胎盤移行

妊婦に薬物投与をする場合，その作用機序だけでなく胎児胎盤移行も考慮しなくてはならない。

1 局所麻酔薬の薬理と作用機序

- 局所麻酔薬は電位依存性 Na^+ チャネルに作用し，神経の活動電位の電動を遮断することで作用を発揮する。基本構造として芳香環，中間鎖，3級アミンから成り，中間鎖の中にエステル結合（R-COO-R'）があるものをエステル型，アミド結合（R-CO-NH-R'）があるものをアミド型と呼ぶ。現在臨床で広く使用されているのはアミド型である。
- 局所麻酔薬は水溶液中で水素電子の結合の有無により塩基型（「B」）または陽イオン型（「BH^+」）として存在し，$B+H^+ \Leftrightarrow BH^+$ の関係が成り立つ。細胞膜を透過できるのは塩基型（B）であり，細胞内で再び陽イオン型（BH^+）になり，これが細胞の内側から Na^+ チャネルに作用することで局所麻酔薬として作用を発揮する。
- $B+H^+ \Leftrightarrow BH^+$ の関係から，H^+ が増えるすなわち酸性に傾けば反応が右に進み塩基型が減少する。逆に H^+ が減りアルカリ性に傾けば反応が左に進み塩基型が増加する。塩基型と陽イオン型が同量存在する溶液のpHを解離定数と呼び，pKaと表す。
- 局所麻酔薬の物理化学的性質は，pKa，蛋白結合率，脂溶性（分配係数で代用）により決まり，無痛分娩でよく使用される薬物についてのそれらの値は表3-1のようになっている。
- $pKa=[B][H^+]/[BH^+]$ であるから，同じpHの下ではpKaが大きいほど陽イオン型の割合が増える。したがってpKaが大きいほど同一pHのもとで陽イオン型が増えるため作用発現が遅い。蛋白結合力の強さは，蛋白質から成る細胞膜のイオンチャネルへの結合力を表すので，神経遮断の強さとその持続時間に関係する。脂溶性は，脂質二重膜から構成されている細胞膜の透過性，すなわち作用発現時間に関係し，脂溶性が高いほど作用時間が長い。脂溶性の指標として，ある溶質が混ざり合わない2種類の溶媒に溶解するときのそれぞれの溶媒中での濃度の比である分配係数を用いることが多いが，分配係数が高いほど同濃度での効果が強くなる傾向にある。

表 3-1　無痛分娩で使用する局所麻酔薬の薬理学的特徴

一般名	商品名	pKa	蛋白結合率（%）	分配係数
リドカイン	キシロカイン®	7.8	64	43
ブピバカイン	マーカイン®	8.1	96	346
ロピバカイン	アナペイン®	8.1	94	115
レボブピバカイン	ポプスカイン®	8.1	96	346

- それぞれの局所麻酔薬の特徴を以下に示す。
- リドカイン：作用発現が早く、効果持続時間は比較的短い。
- ブピバカイン：脂溶性、蛋白結合率が高いため高力価で効果持続時間が長いが、作用発現は比較的遅い。低濃度の使用で痛覚神経遮断と運動神経遮断の分離が得られやすいとされている。血管内誤注入や大量投与時の心毒性が強く、蘇生に難渋することが指摘されているため注意が必要である。
- ロピバカイン：比較的脂溶性が低く蛋白結合率が高い。効果持続時間は長い。分離神経遮断作用はブピバカインよりも優れるとされているが、鎮痛効果はブピバカインよりも低い。ブピバカインと構造が似ているが、心毒性の高いR（+）体を含まずS（-）体のみから成るので、心毒性が起こりにくく比較的安全域が広い。
- レボブピバカイン：ブピバカインの光学異性体のうちS（-）体のみから成るため、心毒性がブピバカインよりも低い。薬理学的特性はブピバカインとほぼ同等で、鎮痛効果と運動神経麻痺の程度はやや弱い。

2 妊娠中の局所麻酔薬感受性

- 妊婦では妊娠初期から局所麻酔薬の必要量が低下していることが知られている。妊娠中に分泌が増加するプロゲステロンやその代謝物が、末梢神経の局所麻酔薬に対する感受性を亢進させていると考えられている[10]。

3 局所麻酔薬の胎盤移行

薬物の胎盤移行には、薬物そのものの性質、母体要因、胎盤での拡散や輸送、胎児要因などのさまざまな要因が関係しており、それぞれ以下のような特徴がある。

(1) 薬物要因
- 分子量が小さく（300〜600 kDa程度の薬物は容易に通過）、脂溶性が高く、イオン化率が低く（イオン化した薬物は通過できない）、蛋白結合率が低いものほど胎盤透過性が高くなる。

(2) 母体要因
- 子宮動脈での薬物濃度が高いほど胎盤移行は増加する。母体への投与量と分布容積、排泄、蛋白と結合していない遊離薬物濃度、母体pHなどが関係する。
- 妊婦では循環血液量増加に伴い腎クリアランスは増加し、肝クリアランスは肝臓での代謝によりさまざまである。遊離薬物の血中濃度はアルブミン濃度の低下により高まる。

(3) 胎盤
- 拡散や能動輸送、胎盤での薬物代謝により規定される。局所麻酔薬は分子量が小さく、濃度勾配に従った単純拡散である。

(4) 胎児

- 胎児への薬物の取り込みは，脂溶性が高く，蛋白結合率が低く，イオン化率が低いほど多い。また，pKa が 7.4 に近いほど，胎児アシドーシスであるほど多くなる。pKa が血液 pH に近い弱塩基の薬物は母体血中では主に非イオン型で存在するためである。さらに，胎盤を通過した薬物は，母体血 pH に比べわずかに pH が低い胎児血中でイオン化し胎児側では非イオン化薬物の濃度が低下する。胎児アシドーシスであるほど生じた非イオン化薬物の濃度勾配は大きくなり母体側から胎児側へ向かってさらに薬物が移動することにつながる。
- 局所麻酔薬は分子量が約 300 kDa と小さいため，非イオン型であれば容易に胎盤を通過できる。
- 胎盤移行の指標として臍帯静脈血と母体静脈血の濃度比（UV/MV 比）を考えることがある。これを比較検討した報告はいくつかあり，研究デザインにより幅があるが，硬膜外無痛分娩における UV/MV 比は，リドカインでは 0.43〜0.52，ブピバカインで 0.25〜0.37，ロピバカインで 0.3〜0.33，レボブピバカインで 0.3〜0.31 であった[11〜14]。また，医薬品添付文書によると，リドカイン 0.5〜0.7，ブピバカイン 0.25，ロピバカイン 0.3，レボブピバカイン 0.303 である。
- ブピカイン，ロピバカイン，レボブピバカインは胎盤移行性の低い無痛分娩に適した薬物といえる。

5 添加オピオイドの薬理，作用機序

区域鎮痛による無痛分娩では局所麻酔薬単剤で行うよりも，局所麻酔薬にオピオイドを添加することで良好な鎮痛が得られるため，よく使用されている。

1 オピオイドの薬理，作用機序

- オピオイドは中枢神経や末梢神経のオピオイド受容体に結合することで鎮痛作用を発揮する物質の総称である。オピオイド受容体には μ（μ_1, μ_2 の 2 種類が存在），σ，κ があり，受容体ごとにそれぞれ異なる薬理作用を持つ（表3-2）。どの受容体に作用するかによって鎮痛効果や副作用に違いが生じる。これらの受容体は脳や脊髄，末梢神経に存在するが，痛みを伝える神経が存在する脊髄後角に高密度に存在し，疼痛の上位中枢への伝達を抑制している。
- 脊髄よりも上位にある脳幹部から脊髄後角に下行し，脊髄後角で痛みの伝達を抑制する下行性疼痛抑制系とよばれる経路が存在しており，中脳や延髄のオピオイド受容体が活性化されると，この下行性疼痛抑制系が作動することによっても鎮痛効果を発揮する。

2 オピオイドの硬膜外投与，脊髄くも膜下投与

- 硬膜外投与または脊髄くも膜下投与が可能なオピオイドはフェンタニルとモルヒネであり，区域鎮痛による無痛分娩においては，フェンタニルの使用頻度が高い。硬膜外投与されたオピオイドは硬膜外腔から脊髄くも膜下腔に移行して脊髄神経に作用し，脊髄くも膜下投与されたオピオイドは脊髄神経に作用する。
- 区域鎮痛においてオピオイドを添加する意義は，鎮痛効果を向上させて局所麻酔薬の必要量を抑えることである。つまり，局所麻酔薬による分娩への影響を最小限に抑えながら，鎮痛効果を増強させることができる。区域鎮痛による局所麻酔薬使用は，交感神経遮断による血圧低下や運動

表 3-2 オピオイド受容体と作用

	μ		σ	κ
	μ₁	μ₂		
鎮痛	◎	○	○	◎
鎮静	×	○	○	◎
呼吸抑制	×	○	×	×
消化管運動抑制	×	◎	○	○
徐脈	○	×	×	×

神経の遮断による下肢の運動機能低下のため遷延分娩や娩出力の低下をもたらしうる。近年無痛分娩に使用されている局所麻酔薬は低濃度では運動神経に作用しにくくなっているが，鎮痛機序が局所麻酔薬と違って血圧低下や運動神経遮断作用がないオピオイドを添加することで鎮痛効果を損なわずにより低濃度の局所麻酔薬を使用することが可能になる。局所麻酔薬と比べて循環動態への影響は少ないが，呼吸抑制，悪心・嘔吐，掻痒感，傾眠などの副作用があるため注意が必要である。

＜フェンタニル＞
μ受容体への親和性が高い。脂溶性が高いため，硬膜外投与後速やかに硬膜を通過して脊髄くも膜下腔へ移行し，脊髄の神経組織に作用し効果が発現する。また，硬膜外腔脂肪組織への取り込みも速やかで静脈への吸収，全身への再分布も速やかであるため効果の消失も早い。脊髄くも膜下投与の場合も同様である。そのため，長時間の鎮痛効果持続を達成するために持続投与が選択される。呼吸抑制，掻痒感，悪心・嘔吐はモルヒネより少ないといわれている[15,16]。無痛分娩での使用による呼吸抑制は非常にまれであるが，脊髄くも膜下投与後に呼吸抑制を来した報告では投与後4〜20分で発生している[17]。遅発性呼吸抑制は起こさない[18]。

＜モルヒネ＞
μ受容体への親和性が高い。水溶性であり，脂肪組織に吸収されにくいため，鎮痛効果持続時間が長く通常は単回投与として使用される。硬膜外投与されたモルヒネは，水溶性であるために緩徐にくも膜下腔に移行し，その作用発現には60分程度かかる。くも膜下および硬膜外投与時には掻痒感が生じやすく，硬膜外投与ではくも膜下投与ほどではないが，掻痒感がみられる。悪心・嘔吐，呼吸抑制の頻度はフェンタニルよりも高い[18]。

鎮痛用量を超えた場合は呼吸中枢に直接的に作用して呼吸抑制を引き起こし，そのピークは二相性である。モルヒネは水溶性であり，硬膜外または脊髄くも膜下投与後30〜90分後には血管内への直接的取り込みによる呼吸抑制が発生しやすく，投与後6〜18時間たつと脳脊髄液中に広く拡散し脳幹部の呼吸中枢まで達することによる遅発性呼吸抑制がみられる。

3 区域鎮痛でのオピオイドの胎児移行

- 臨床使用量では母体に硬膜外投与またはくも膜下投与されたオピオイドの胎児への移行はごく少量であり，問題にならないと考えてよい。0.125％ブピバカインと2μg/mLのフェンタニルを10 mL/hrで硬膜外投与した場合，少量のオピオイドは胎児に移行したが，アプガースコアや胎児の臍帯静脈血液ガス分析に異常は認めなかった[19]。
- オピオイド使用量が通常よりも多くなった場合には新生児の呼吸抑制がみられる場合があるので

注意すべきである[20]。

【文　献】

1) Jouppila P, Jouppila R, Hollmen A, et al. Lumbar epidural analgesia to improve intervillous blood flow during labor in severe preeclampsia. Obstet Gynecol 1982；59：158-61.
2) Mires GJ, Dempster J, Patel NB, et al. Epidural analgesia and its effect on umbilical artery flow velocity waveform patterns in uncomplicated labour and labour complicated by pregnancy-induced hypertension. Eur J Obstet Gynecol Reprod Biol 1990；36：35-41.
3) Regional Anesthesia in the Patient Receiving Antithrombotic or Thrombolytic Therapy：American Society of Regional Anesthesia and Pain Medicine Evidence-Based Guidelines (Third Edition). http://journals.lww.com/rapm/Fulltext/2010/01000/Regional_Anesthesia_in_the_Patient_Receiving.13.aspx (accessed Mar. 20, 2018)
4) Regional Anaesthesia and Patients with Abnormalities of Coagulation. https://www.aagbi.org/sites/default/files/rapac_2013_web.pdf (accessed Mar. 20, 2018)
5) 日本ペインクリニック学会，日本麻酔科学会，日本区域麻酔学会．抗血栓療法中の区域麻酔・神経ブロックガイドライン．http://www.anesth.or.jp/guide/pdf/guideline_kouketsusen.pdf (accessed Mar. 20, 2018)
6) Bornemann-Cimenti H, Sivro N, Toft F, et al. Neuraxial anesthesia in patients with multiple sclerosis—a systematic review. Rev Bras Anestesiol 2017；67：404-10.
7) Makris A, Piperopoulos A, Karmaniolou I. Multiple sclerosis：basic knowledge and new insights in perioperative management. J Anesth 2014；28：267-78.
8) Schnabel A, Schuster F, Ermert T, et al. Ultrasound guidance for neuraxial analgesia and anesthesia in obstetrics：a quantitative systematic review. Ultraschall Med 2012；33：132-7.
9) Hirabayashi Y, Simizu R, Fukuda H, et al. Anatomical configuration of the spinal column in the supine position. II. Comparison of pregnant and non-pregnant women. Br J Anaesth. 1995；75：6-8.
10) Fagraeus L, Urban BJ, Bromage PR, et al. Spread of epidural analgesia in early pregnancy. Anesthesiology 1983；58：184-7.
11) Cavalli Rde C, Lanchote VL, Duarte G, et al. Pharmacokinetics and transplacental transfer of lidocaine and its metabolite for perineal analgesic assistance to pregnant women. Eur J Clin Pharmacol 2004；60：569-74.
12) Sakuma S, Oka T, Okuno A, et al. Placental transfer of lidocaine and elimination from newborns following obstetrical epidural and pudendal anesthesia. Pediatr Pharmacol (New York) 1985；5：107-15.
13) Scanlon JW, Ostheimer GW, Lurie AO, et al. Neurobehavioral responses and drug concentrations in newborns after maternal epidural anesthesia with bupivacaine. Anesthesiology 1976；45：400-5.
14) Irestedt L, Ekblom A, Olofsson C, et al. Pharmacokinetics and clinical effect during continuous epidural infusion with ropivacaine 2.5 mg/ml or bupivacaine 2.5 mg/ml for labour pain relief. Acta Anaesthesiol Scand 1998；42：890-6.
15) White MJ, Berghausen EJ, Dumont SW, et al. Side effects during continuous epidural infusion of morphine and fentanyl. Can J Anaesth 1992；39：576-82.
16) Ozalip G, Guner F, Kuru N, et al. Postoperative patient-controlled epidural analgesia with opioid bupivacaine mixtures. Can J Anaesth 1998；45：938-42.
17) Ferouz F, Norris MC, Leighton BL, et al. Risk of respiratory arrest after intrathecal sufentanil. Anesth Analg 1997；85：1088-90.
18) Carvalho B. Respiratory Depression After Neuraxial Opioids in the Obstetric Setting. Anesth Analg 2008；107：956-61.
19) Bader AM, Fragneto R, Terui K, et al. Maternal and neonatal fentanyl and bupivacaine concentrations after epidural infusion during labor. Anesth Analg 1995；81：829-32.
20) Kumar M, Paes B. Epidural opioid analgesia and neonatal respiratory depression. J Perinatol 2003；23：425-7.

(藤田那恵)

第4章 硬膜外鎮痛法

1 インフォームドコンセント

- 医師は個人の能力の限りにおいて，患者のためになると思うことのみを行わなくてはならない（ヒポクラテスの誓い）。その際，患者は医師の説明（インフォーム）に納得したうえで，自らの自由意思による自律的判断により，自らがこれから受けようとする医療行為を選択する（コンセント），すなわち自己決定権（autonomy）が保障されねばならないとされる。
- すべての医療行為にインフォームドコンセント（informed consent：IC，十分な説明と同意・承諾）が必要になることはすでに1972年米国病院協会より提言されており，硬膜外鎮痛法による無痛分娩を行う際も同様である。いつ，誰が，どの程度の内容で説明を行い，同意・承諾を得るのかの定型はないが，あらかじめ母親学級などで十分な説明を行い，書面で同意・承諾を得る必要がある。

1 いつ，誰が行うのか

- 陣痛発来で入院した場合や，自然分娩を予定していても痛みに耐えかね無痛分娩を希望するいわゆる"転向"例では，痛みのために十分な説明ができず理解が得られない可能性もあるので，あらかじめ妊娠経過中に説明の機会を設ける。通常の母親学級に組み込んでもよいが，夫も参加する無痛分娩教室などを設けて硬膜外鎮痛法に関する説明を行う。ちなみに著者の勤務するクリニックでは毎月1回無痛分娩教室を開催して具体的な方法，リスク，緊急時の対応などについて説明を行い，無痛分娩を希望する場合には書面による同意・承諾を得ている。
- 産科麻酔科医が無痛分娩を行う場合は母親学級，産科健診時とは別に"無痛分娩外来"などで硬膜外鎮痛法に関する説明を行っている施設もある。実際に硬膜外鎮痛法を実施する医師が説明して産婦との十分なコミュニケーションを取っておくことが望ましい。

2 どの程度の説明が必要か

- 分娩時の疼痛，ストレスを硬膜外鎮痛法により除去することの意義，生じうるリスクについて平易な言葉で説明して理解を求める。硬膜外鎮痛法の適応/禁忌，具体的な方法，手技に伴う危険性と副作用，その際の対応，予後について触れる。血圧低下の可能性や，掻痒感，発熱が生じ得ることに加えて，偶発的硬膜穿刺による硬膜穿刺後頭痛（postdural puncture headache：PDPH）についての説明が必要である。
- 起こり得るすべてのリスクに関する情報提示を希望する妊婦も多いため全脊椎麻酔，硬膜外血腫，局所麻酔薬中毒などきわめてまれとはいえ，重篤な合併症についても説明する。またその際

の対応策，高次施設への搬送対応など施設の実情についても説明しておく必要がある．なお硬膜外鎮痛法による無痛分娩を行わなくとも，羊水塞栓，危機的産科出血など母体死亡に繋がる産科的合併症が生じ得る可能性についても理解を得ておく．
● 硬膜外鎮痛法による分娩予後への影響（オキシトシン点滴の必要性，分娩第2期時間の延長，努責力の減弱，児頭回旋異常，帝王切開/器械分娩），胎児・新生児への影響，母乳哺育への影響に関しても説明をする．
● 陣痛発来後に硬膜外鎮痛法を提供できる体制が望ましいが，選択的分娩誘発を考慮せざるを得ないことも多い．特に初産婦の場合，分娩異常により帝王切開となった場合に硬膜外鎮痛法との関連が問題になることもあるので分娩誘発の具体的な方法，子宮収縮薬使用のリスク/ベネフィットについても十分に説明し，理解を得ておく必要がある．

（天野　完）

2 手技の実際

1 必要な物品・機器

　必要な物品・機器には硬膜外鎮痛法そのものを行う際に必要な硬膜外鎮痛法用トレーの中身と，副作用/合併症発生時にすぐ使用できるような救急カートに備えるべく緊急用器具の整備とに分けられる。

(1) 硬膜外鎮痛法用トレー（図4-1）
- 消毒用綿球および鑷子（ディスポーザブルで一体化したものもあり）
- 薬杯
- 滅菌ガーゼ（数枚）
- 局所麻酔薬用シリンジ（5 mLまたは10 mL）および針（25〜27 Gで長さ1〜1¼インチのもの）
- 硬膜外針（18 G Tuohy針）
- 抵抗消失用シリンジ
- 硬膜外カテーテル（20 G）
- 硬膜外カテーテルの被覆材（テガダーム™など），および固定用テープ

(2) 緊急用器具（主として気道確保用）
- 全身麻酔用麻酔器
- 酸素用チューブ（酸素供給アウトレット〜アンビューバッグ/酸素マスクまで）
- アンビューバッグ，酸素マスク
- 経口エアウェイ
- 吸引チューブ（吸引アウトレットに接続可能なもの）
- 吸引カテーテル（12 Frまたは14 Fr）
- 声門上器具（ラリンジアルマスク（♯3，♯4）またはi-gel（♯3，♯4））（図4-2）

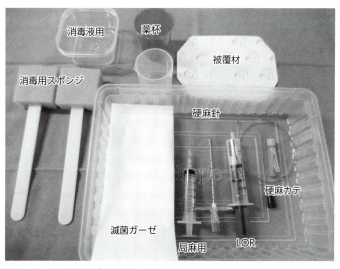

図4-1　硬膜外鎮痛法用セット

第4章　硬膜外鎮痛法

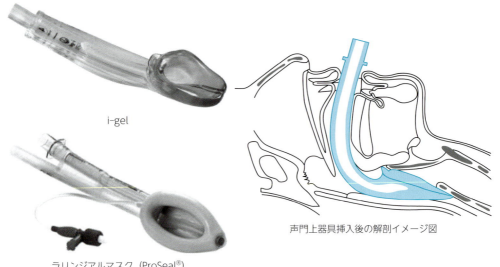

i-gel

ラリンジアルマスク（ProSeal®）

声門上器具挿入後の解剖イメージ図

図 4-2　声門上器具

・固定用テープ
・その他として，自動体外式除細動器（automated external defibrillator：AED）

2 必要なモニタリング

- 硬膜外鎮痛法を行う際には，胎児心拍数陣痛図のみならず，母体の生体情報は必須である。そのためには，パルスオキシメータによって母体動脈血酸素飽和度と心拍数を連続的にモニタリングしつつ，必要に応じて母体血圧が測定できるようにしておかなければならない。
- 血圧測定のタイミングは，鎮痛開始前，および初回の鎮痛薬投与後 30 分の間は 5 分間隔が妥当と考えられる。その後は，30 分〜1 時間後までは 10〜15 分間隔，1 時間後以降はおおむね 1 時間間隔で測定する。測定した血圧の値は母体動脈血酸素飽和度と心拍数とともに必ず分娩記録として残す必要がある。

3 体位（坐位 or 右/左側臥位）

- 硬膜外穿刺の体位は側臥位か坐位である。側臥位の場合には，右利きの者にとっては左側臥位の方が穿刺が容易である。多くの産科医は側臥位で穿刺することに慣れているので，その方がトラブルが少ない可能性が高い。
- 肥満妊婦で正中の同定が難しい場合には坐位の方が正中の同定は容易である。ただし坐位では，穿刺部を凸とした体位を介助者とともに取ることは意外と難しく，また，硬膜外腔の静脈叢は，側臥位より坐位の方が怒張しやすいので，硬膜外カテーテルの血管内迷入の確率は高くなる[1,2]。

4 穿刺部位（ヤコビー線）

- 硬膜外鎮痛のための穿刺部位は一般的には腰椎 L2/3，L3/4，または L4/5 とされているが，L3/4 にこだわってほしい。L2/3 では脊髄穿刺の可能性を否定できないからである。脊髄の下端（脊髄円錐）は一般的には腰椎 L1 の高さとされているが，性別，体格，体位によっても異なり，触診

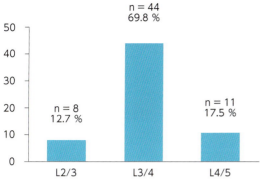

図 4-3 触診で L3/4 とした部位を超音波装置で診断した棘突起間

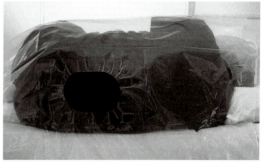

図 4-4 透明で穿刺部のみ穴があいた素材のシーツ

のみで決定した棘突起間の位置は一椎間ぐらいズレていることがある[3]（図 4-3）。一方，L4/5 ではいざ帝王切開術が必要となった時に，麻酔領域を帝王切開術に必要な頭側レベルの胸髄 T4 まで広げるのに苦労するからである。
- 触診で腰椎棘突起の位置を知るためにわが国でよく知られているのがヤコビー線である。出典は，1895 年の New York Medical Journal に米国の George W. Jacoby が発表した「くも膜下腔の腰椎穿刺」[4]で，「両側腸骨陵最高部を結ぶ線は第 4 腰椎体の中央を通るが，線の直上の棘突起は第 3 腰椎のものである」としている。そのため，両側腸骨陵最高部を結ぶ線が体表面の第 3，4 腰椎の棘突起間を通ると仮定して穿刺部位を決定するのが一般的である。

5 消毒

- 帽子，マスクを正しく装着して，滅菌手袋をしてから，まずアルコールを含む消毒液（アルコール入りポビドンヨード，またはアルコール入りグルコン酸クロルヘキシジン）で穿刺部を中心に皮膚消毒を 2 回した後，できれば透明で穿刺部のみ穴があいた素材のシーツで覆う（図 4-4）。

6 Tuohy 針の把持，刺入，針の進め方，正中 or 傍正中

- 穿刺は，正中法を第一選択とするのが一般的である。腰部の場合には多くが正中法で硬膜外腔に到達できるので，傍正中法で行う必要性は少ない。穿刺部の上下の棘突起をよく触れたうえで，棘間の中点またはそれより数ミリ尾側正中から背部皮膚面に垂直に片手で硬膜外針のハブまたは羽を包むように把持して（図 4-5），あるいは両手で硬膜外針のハブまたは羽を持って（図 4-6）硬膜外針を進める。
- 傍正中法は慣れた術者が行えば，棘間が狭くて硬膜外穿刺が困難な時の代替え法として役立つが，慣れていないと角度の予想が難しく，正中硬膜外腔に針が向かっていかないと，硬膜外腔側方は血管が豊富で，血管損傷のリスクが高くなることを知っておくべきである。
- 硬膜外針のベベル（開口部）は始めから頭側を向けて進める。硬膜外腔を確認した後にベベルの向きを変えることは硬膜損傷の原因となるので行うべきでないと著者は考えている。
- 初心者が硬膜外針を進める際に，"ハブの羽を両手で持って数 mm 進め，一旦針を進めるのを止めて抵抗消失（硬膜外腔圧は個人差が大きいので抵抗低下が明らかである場合は抵抗の完全消失でなく，多少の抵抗が残っていても硬膜外腔まで硬膜外針が達している場合も多い）の有無を確

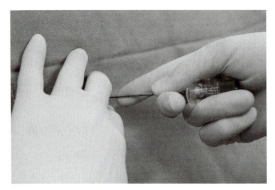

図 4-5　硬膜外針の進め方 1

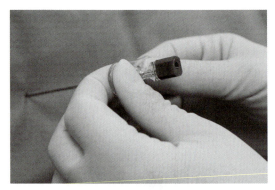

図 4-6　硬膜外針の進め方 2

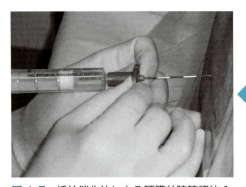 ↔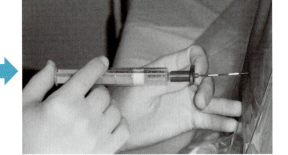

図 4-7　抵抗消失法による硬膜外腔確認法 1
硬膜外針を進める際に，ハブの羽を両手で持って数 mm 進め（左図），一旦，針を進めるのを止めて抵抗消失の有無を確認（右図），抵抗があればまたさらに数 mm 進める（左図），また針を止めて抵抗消失を確認する（右図），といった操作を繰り返す方法。

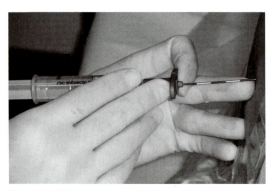

図 4-8　抵抗消失法による硬膜外腔確認法 2
両手で硬膜外針を一定の速度で進めるながら，同時に右手で抵抗消失法を同時に適用する方法。

認，抵抗に変化がなければまたさらに数 mm 進める，また針を止めて抵抗消失（または低下）を確認する"といった操作を繰り返す場合も多い（図 4-7）。しかし硬膜外針が数 mm 進むということは，針が黄靱帯穿刺位からさらに進んでしまっている可能性も高いので，慣れてくれば両手で硬膜外針を一定の速度で進めるなかで組織の感触を感じながら，同時に一方の手で抵抗消失法を適用して硬膜外腔を認識するべきである。抵抗の変化は片手母指で感知するとしても，その手

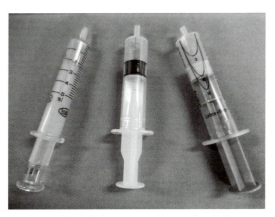

図 4-9 抵抗消失法に用いるシリンジ 3 種類
左端がガラスシリンジ, 右 2 種がディスポーザブル製品

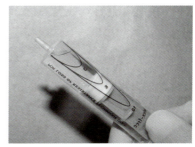

図 4-10 抵抗消失法用シリンジ内に, 1 mL 以内の空気を生理食塩水に混ぜ抵抗消失法を行う

の空いた指ともう一方の指, すなわち両手が硬膜外針の羽にかかっていることで硬膜外針が針の軸に沿って進みやすくなる（図 4-8）。無理に, 硬膜外針の片方の羽だけを指で押し進めようとすると, 時として硬膜外針の羽に指がかかっている方向とは逆方向に針が曲がって進みやすい（図 4-7 右図）。
- まれに抵抗消失用シリンジ内の生理食塩水をポンピングしながら圧をかけている者がいるが, これは間違いである。生理食塩水の入ったシリンジへは一定の圧をかけながら硬膜外針を進めるべきである。

7 硬膜外腔の確認（抵抗消失法, 空気 or 生理食塩水）

- 硬膜外腔の確認方法としては抵抗消失法が一般的である。抵抗消失法に用いるシリンジにはガラスシリンジをリユースとして用いる場合と, 内腔がシリコンコーティングされたディスポーザブル製品を用いる場合があるが（図 4-9）, 後者の方が主流である。
- いずれを使用するにしても使用前にシリンジの滑り具合を点検しておく必要がある。製品によって, あるいはロットによって多少の滑り具合の差があり, この差を踏まえて手技を始めることはとても大切である。
- シリンジの内容として空気の方が抵抗消失感がわかりやすいという理由で, 空気を用いる者もいるが, 経験の浅い者では生理食塩水を用いることより空気を用いる方がリスクが高い。空気を用いた抵抗消失法では, 脊髄や神経根の圧迫, 空気塞栓などの合併症以外に不適切なブロックレベルや放散痛が見られる可能性が高い[5]。また, 意図せず脊髄くも膜下腔に空気が迷入した場合, 気脳症, 激しい頭痛を惹起する。したがって, 一般的には生理食塩水を用いるべきであるとされている。
- それでも空気による感覚を残したい場合には 1 mL 以内の空気を生理食塩水に混ぜ（図 4-10）, 硬膜外腔において抵抗が消失した瞬間にシリンジ内の空気をなるべく押し込まないように注意して硬膜外針を進めるとよい。

8 カテーテル挿入, 留置

- 硬膜外カテーテルは, ただカテーテルを硬膜外腔へ留置しさえすればうまく効くわけでない。理

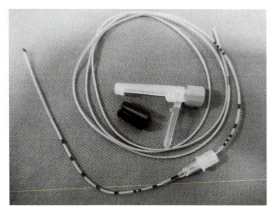

図4-11 ワイヤー（ステンレス鋼）入りの硬膜外カテーテル
（ペリフィックス®FXカテーテル，B. BRAUN）

想的には，硬膜外腔の背側正中に位置させることができるとよい。
- 硬膜外腔の背側正中から針がずれた位置で抵抗の変化を捉えて，そこで硬膜外カテーテルを挿入すると，水平面では硬膜外カテーテルは腹外側の硬膜外腔に迷入しやすく，片側に偏った神経遮断効果を起こしやすくなる（いわゆる"片効き"）。手術麻酔では仮に片効きになっても，注入量を増やすことで両側の硬膜外腔に薬物が広がりうるが，局所麻酔薬に対する安全域が非妊婦と比べて低い妊婦に対して安易にこのような方法を行うべきではない。妊婦では局所麻酔薬中毒を起こせば母体のみならず，胎児にまで悪影響を及ぼすことを頭に入れておく必要がある。また実際には妊婦では硬膜外腔の血管が怒張していること，また脂肪組織の増加があるため，カテーテルが向かった方向とは半体側への薬液の広がりが非妊婦と比較して妨げられやすい。これらのことから中途半端な位置にカテーテルを留置しておくことは望ましくない。
- そのために非妊婦以上に背側正中の硬膜外腔を捉える技術が必要とされる。
  ①体位をきちんととる。側臥位であっても坐位であっても体幹の冠状面がベッドと垂直になるようにする。
  ②棘突起間が脂肪などで触れにくい場合は，超音波装置などを用いてプレスキャンする。針の予想通過経路を確認し，刺入部位から硬膜外腔までの長さを計測しておくとよい。
- システマティックレビュー[6]では，硬膜外カテーテルの血管迷入を避けるために用いるカテーテルは，先端の開口部が多孔式のものより単孔式のもの，ポリアミド（ナイロン）製の硬膜外カテーテルよりカテーテル周囲にワイヤーが巻かれているポリウレタン製のもの（図4-11）がよい，と報告された。ただし単孔式のものより多孔式のものに血管迷入が多いと判断された理由は，単に多孔式の方が血液の逆流を感知しやすかった可能性もあり，血管内への迷入率はそれほど変わらない可能性もある。
- 一般的には4cm程度硬膜外腔に硬膜外カテーテルを留置する。ただし肥満妊婦では体位によるカテーテルの変位が大きいので5〜6cm程度の方が安全である[7]。分娩までの時間が短い，例えば子宮口が全開していて数時間以内に娩出の可能性が高い時は硬膜外カテーテルの留置長は短めに，逆に分娩までの時間が長いことが予想される場合や帝王切開術の確率が高い症例では多少深い方が融通が利く。しかし，深く留置すると神経遮断の左右差が大きくなりやすく，浅すぎると

自然抜去の確率が高くなるので，妊婦の分娩進行やリスクを考慮してカテーテルの留置長は4 cm を基準に多少短くしたり長くしたりするとよい[8]。

9 吸引テスト

- 硬膜外カテーテル留置後，局所麻酔薬を注入する前には必ず硬膜外カテーテルが硬膜外腔の血管内や脊髄くも膜下腔に迷入していないかどうかを確認する必要がある。そのためには，径の細いシリンジ（2.5 mL または 5 mL 程度のもの）を用いて硬膜外カテーテルを吸引する（吸引テスト）。その時に，力一杯吸引してしまうと周囲組織が硬膜外カテーテルの薬液流出孔に吸い付いて流出孔を塞いでしまい，仮に硬膜外カテーテルが硬膜外腔の血管内や脊髄くも膜下腔に迷入していたとしても血液や脳脊髄液が吸引できない状態（吸引テスト偽陰性）となりやすい。したがって，吸引テストは低い圧でゆっくり行うべきであり，できれば硬膜外カテーテルとシリンジの接続部を穿刺部より低い位置にして行うとよい。
- この吸引テストは硬膜外カテーテル留置後の最初の局所麻酔薬を注入する前だけでなく，薬物注入ごとに行うべきである。

10 テストドース注入，局所麻酔薬の選択，アドレナリン添加の必要性

- 本来のテストドースとは，硬膜外カテーテルが硬膜外腔の血管内や脊髄くも膜下腔へ迷入していないかどうかを確認するための少量の薬物投与である。そのためには，少なくともアドレナリン（10～20万倍希釈）入の局所麻酔薬を2～3 mL（アドレナリン 10～15 μg）用いて心拍数の増加がないことを確認しないと血管内に迷入しているかどうかは分からない[9]。
- 仮に硬膜外鎮痛法で用いるような局所麻酔薬2～3 mLを血管内注入したとしても，中枢神経症状（耳鳴り，口周囲の違和感/金属味，呂律が回らない，意識レベルの変化，痙攣）や心毒性（不整脈や心停止）などの中毒症状は起こさない[10]。また，テストドースに用いる局所麻酔薬も濃度の薄い，例えば 0.25% ブピバカイン 3 mL を用いて運動神経遮断を目安に脊髄くも膜下腔迷入を検出しようとすると，アドレナリン入りの溶液 3 mL を用いて 10 分待ったとしても 1/3 は見逃すことになるし[11]，0.1% ロピバカインや 0.125% レボブピバカインを 5 mL 用いて 5 分待った程度では半分は見逃す[12,13]。
- 不確実なテストドースを推奨するよりも，産科麻酔では，"少量分割投与"，すなわち，いつ投与する場合にも一度に 5 mL を超えて硬膜外腔へ薬物を投与せず，1回1回，毎回がテストドースのつもりで慎重な麻酔薬投与が望まれる。
- どうしても古典的なテストドースを行いたいのであれば，初回のみ 2% リドカイ 3 mL にアドレナリン 10～15 μg 入りの溶液を用いて，心拍数を心電図または動脈血酸素飽和度（パルスオキシメータ）により連続モニターし，投与 20～40 秒後に心拍数が上昇しないこと，あるいは運動神経遮断が起きないことを確認すべきである。ただし陣痛により痛がっている妊婦では子宮収縮時にも血圧や心拍数の増加がしばしば見られるために鑑別が難しいこともある[14]。
- 妊娠高血圧症候群妊婦，冠血管疾患や房室弁狭窄疾患合併妊婦ではアドレナリン入りの溶液注入は相対的禁忌である。

11 メインドースの投与

(1) 間欠，持続，PCEA

- 硬膜外鎮痛法をどのような薬物や注入法を用いて行うかは，確立された方法はない。
- 一般開業医では医療スタッフが1回注入を一定時間ごとに繰り返す，または疼痛が再発したらそのつど一定量を注入する方法は利点が大きい。その利点とは，①注入時には必ず妊婦が医療スタッフの監視下に置かれることで安全が担保される，②一定時間ごとに注入するのであれば，その度に薬物の硬膜外腔への広がりが期待できる，③疼痛が再発したらそのつど一定量を注入するのであれば，不要な薬物の消費が制限される可能性があることである。
- 一方で，医療スタッフが注入を繰り返すことはそれなりの労力を要し，労働負担となる。そのためシリンジポンプを用いて持続注入する管理方法もしばしば行われてきた。しかし持続注入では時間経過とともに鎮痛範囲の狭小化が起こるという欠点を生じることが分かってきた[15,16]。当然，妊婦は疼痛を訴えることになるので，その対策として，シリンジポンプに加えて，妊婦の疼痛時に医療スタッフが一定量の薬液注入を行えばよい。このような妊婦の疼痛時に医療スタッフが一定量の薬液注入を行うという操作を妊婦本人に機械を用いて行ってもらおうというのがPCEA，すなわち，patient-controlled epidural analgesia（自己調節鎮痛法）である[17]。
- PCEAの機械には簡便なディスポーザブル式のものと，機械式のものがある（図4-12）。両者の比較を表4-1に示す。ただし，ディスポーザブル式のものは薬液注入の正確性を欠くため，PCEAを行うのであれば機械式のものを使いたい。一般に，PCEA（機械式）では，単位時間あたりの持続注入量（例えば6 mL/時），自己調節鎮痛のための1回注入量（例えば5 mL），ロックアウト時間（1回投与してから次回投与までの最低間隔時間で，その間は投与できない時間；例えば15分間），単位時間当たりの最大投与回数（例えば2回/時）を規定する必要がある。

(2) オピオイドの添加

- 近年は，低濃度の局所麻酔薬にオピオイド（医療用麻薬）を添加して用いることが勧められている。それは局所麻酔薬の濃度を低下させることで運動神経遮断の程度を軽減し，ひいては子宮収縮を極力妨げず，分娩時間になるべく影響なく，最後の娩出時の努責力を少しでも温存するためでもある。これは，局所麻酔薬の濃度を低下させることで鎮痛効果が減弱した分を医療用麻薬で補うものである。
- 局所麻酔薬とオピオイドを併用することで最大限の効果が期待できるものの，硬膜外腔に医療用麻薬だけを投与して硬膜外鎮痛下無痛分娩を行うことは不可能である。添加する医療用麻薬にはいくつか候補があるが，海外でも広く用いられ，わが国でも認可されているものはフェンタニルである。通常は局所麻酔薬1 mLあたり，フェンタニル用量が2 μg/mL前後となるように調節して用いることが多い。

(3) 実際の具体的投与計画

　低濃度の局所麻酔薬にオピオイド（医療用麻薬）を添加して用いることが勧められると述べたが，硬膜外カテーテルの有用性が確認できるまでの鎮痛確立には局所麻酔薬単独で行うのが一般的である。その方が，硬膜外カテーテルが血管内や脊髄くも膜下腔に迷入したかが早期に発見しやすいからである。

＜硬膜外鎮痛確立のための局所麻酔薬＞

・0.125〜0.25％ブピバカイン溶液を4 mL程度ずつ，3回程度繰り返す

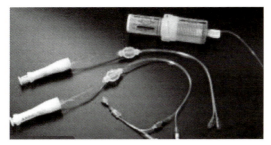
Syrinjector®(大研医器)

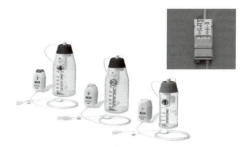
ベセルフューザー®(東レ・メディカル)

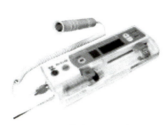
TE361®(TERUMO)

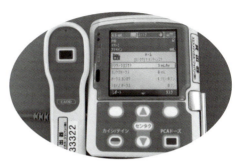
CADD-Solis®(スミスメディカル)

図4-12 ディスポーザブル式(上段)と機械式(下段)の自己調節鎮痛法の機器

表4-1 ディスポーザブル式と機械式の自己調節鎮痛法 機器の比較

	ディスポーザブルポンプ	機械式ポンプ
費用	安価 保険請求可(特殊材料として)	高価 保険請求不可
重量	軽い	比較的重い
取り扱い	比較的簡単 詳細な注入計画はできない 正確な注入はできない 注入の履歴が不明	多少の慣れが必要 詳細な注入計画が可能 正確な注入が可能 注入の履歴が検証できる
その他	機械音,アラームがない 高流量,可変式のものが必要	機械音,アラームがある メンテナンス,電池交換が必要

・0.2％ロピバカイン溶液を4mL程度ずつ,3回程度繰り返す
・0.125〜0.25％レボブピバカイン溶液を4mL程度ずつ,3回程度繰り返す
＜維持薬としての硬膜外鎮痛薬＞
①持続注入法
・0.0625〜0.08％ブピバカイン＋フェンタニル2μg/mL溶液を8〜10 mL/時
・0.08〜0.1％ロピバカイン＋フェンタニル2μg/mL溶液を8〜10 mL/時
・0.0625〜0.08％レボブピバカイン＋フェンタニル2μg/mL溶液を8〜10 mL/時
②疼痛時1回注入法(1回といえども2〜3回の分割注入)
・0.125％ブピバカイン溶液を8〜10 mL
・0.2％ロピバカイン溶液を8〜10 mL
・0.125％レボブピバカイン溶液を8〜10 mL

③自己調節鎮痛法

上記持続注入法の溶液を用いて，基本流量：0～5 mL 程度，ボーラス投与：3～5 mL 程度，ロックアウト時間：5～30 分

12 帝王切開移行時の対応

- 緊急帝王切開術を決定したら，留置してある硬膜外カテーテルが帝王切開術用に薬物投与ルートとして有効に使用できるかどうかを確定しないといけない。そのためには分娩経過でどのようなタイミングで，どのような薬物を使用して，どれくらいの鎮痛効果が発現して推移しているかを振り返る必要がある。「陣痛はよくコントロールされていた」ということが，必ずしも帝王切開術麻酔に使える硬膜外カテーテルである保証にはならない。

- 無痛分娩の鎮痛は適当にごまかすことができても，効きのあやふやな硬膜外カテーテルを用いて帝王切開術の麻酔をごまかすことはできない。例えば，分娩中に陣痛が緩和されていても数10分ごとに硬膜外腔への薬物の追加投与が必要であるような場合には，おそらくその硬膜外カテーテルで神経遮断域を帝王切開術に必要な胸髄T4まで上昇させることは困難である。有効に使用できると確実にいえる場合にのみ，帝王切開術用に薬物の追加投与を行う。

- 薬物の選択は緊急性によって異なる。緊急性が低い場合には現在用いられている局所麻酔薬の中でも神経毒性や心毒性の低いとされている 0.75～1.0% ロピバカインや 0.75% レボブピバカインを用いることもできる。しかし 4～5 mL ずつの分割投与を原則とすると，作用発現が遅いために毎回の効果発現を待ってから麻酔域チェックを繰り返すことになり，帝王切開術に必要な麻酔域の確立に 30 分から 1 時間程度はかかることを覚悟する必要がある。それに対し緊急性が高い場合には 2% リドカインを用いることの方が一般的である。2% リドカイン 16～20 mL 単独，または一層緊急度が高い場合には，それに炭酸水素ナトリウム 1 mL やフェンタニル 100 μg を混和すると作用発現が早く，約 5～10 分後までには手術が可能となり，また鎮痛効果の高い麻酔を確立することができる[18]。ただし，この場合でも安全性のためにはある程度，分割して投与する必要性があることを忘れてはならない。

【文 献】

1) Bahar M, Chanimov M, Cohen ML, et al. Lateral recumbent head-down posture for epidural catheter insertion reduces intravascular injection. Can J Anaesth 2001；48：48-53.
2) Bahar M, Chanimov M, Cohen ML, et al. The lateral recumbent head-down position decreases the incidence of epidural venous puncture during catheter insertion in obese parturients. Can J Anaesth 2004；51：577-80.
3) Hosokawa Y, Okutomi T, Hyuga S, et al. At which intervertebral level is your palpated L3/4 actually placed? European Society of Anesthesiology, Berlin, Germany, 2015.6.1.
4) Jacoby GW. Lumbar puncture of the subarachnoid space. New York Medical J 1895；6：813-8.
5) Aida S, Taga K, Yamakura T, et al. Headache after attempted epidural block：the role of intrathecal air. Anesthesiology 1998；88：76-81.
6) Mhyre JM, Greenfield ML, Tsen LC, et al. A systematic review of randomized controlled trials that evaluate strategies to avoid epidural vein cannulation during obstetric epidural catheter placement. Anesth Analg 2009；108：1232-42.
7) Hamilton CL, Riley ET, Cohen SE. Changes in the position of epidural catheters associated with patient movement. Anesthesiology 1997；86：778-84.
8) D'Angelo R, Berkebile BL, Gerancher JC. Prospective examination of epidural catheter insertion. Anes-

thesiology 1996 ; 84 : 88-93.
9) Moore DC, Batra MS. Avoiding subarachnoid or intravascular injection of local anesthetics : a single test dose. Anesthesiology 2012 ; 117 : 1113-6.
10) Owen MD, Gautier P, Hood DD. Can ropivacaine and levobupivacaine be used as test doses during regional anesthesia? Anesthesiology 2004 ; 100 : 922-5.
11) Poblete B, Van Gessel EF, Gaggero G, et al. Efficacy of three test doses to detect epidural catheter misplacement. Can J Anaesth 1999 ; 46 : 34-9.
12) Camorcia M, Capogna G, Lyons G, et al. Epidural test dose with levobupivacaine and ropivacaine : determination of ED (50) motor block after spinal administration. Br J Anaesth 2004 ; 92 : 850-3.
13) Camorcia M, Capogna G, Berritta C, et al. The relative potencies for motor block after intrathecal ropivacaine, levobupivacaine, and bupivacaine. Anesth Analg 2007 ; 104 : 904-7.
14) Gaiser RR. The epidural test dose in obstetric anesthesia : it is not obsolete. J Clin Anesth 2003 ; 15 : 474-7.
15) Mogensen T, Højgaard L, Scott NB, et al. Epidural blood flow and regression of sensory analgesia during continuous postoperative epidural infusion of bupivacaine. Anesth Analg 1988 ; 67 : 809-13.
16) Mogensen T, Hjortsø NC, Bigler D, Lund C, Kehlet H, et al. Unpredictability of regression of analgesia during the continuous postoperative extradural infusion of bupivacaine. Br J Anaesth 1988 ; 60 : 515-9.
17) Gambling DR, Yu P, Cole C, et al. A comparative study of patient controlled epidural analgesia (PCEA) and continuous infusion epidural analgesia (CIEA) during labour. Can J Anaesth 1988 ; 35 : 249-54.
18) Hillyard SG, Bate TE, Corcoran TB, et al. Extending epidural analgesia for emergency Caesarean section : a meta-analysis. Br J Anaesth 2011 ; 107 : 668-78.

〔奥富俊之〕

3 鎮痛効果の判定

　区域鎮痛開始後は，適切な鎮痛が得られているか，有害事象が発生していないかを分娩まで定期的にチェックする必要がある。

1 区域鎮痛と鎮痛効果

- 区域鎮痛では，局所麻酔薬の濃度や量を調整することにより，どの神経まで効果を発現させるか決めることができる（分離麻酔）。無痛分娩の場合は，いきむために必要な下肢や腹壁の筋の運動神経は遮断せず，陣痛を感じる感覚神経のみを遮断することが求められる。
- 局所麻酔薬の効力は，神経の太さによって決まり，すなわち太い神経ほど「強い」＝濃い麻酔薬が必要で作用発現に時間がかかり，細い神経ほど「弱い」＝薄い麻酔薬で良く作用発現時間も短いということになる。
- 末梢神経の太さは，その作用によって表4-2のように分類される。無痛分娩のためには痛覚を伝えるAδ線維までを遮断すればよく，運動神経は温存される。Aδ線維は冷覚も司るため，鎮痛範囲の評価として冷たさを感じるかどうかチェックすればよいということになる。
- 脊髄くも膜下鎮痛では薬物投与後速やかに効果が発現するが，硬膜外鎮痛では効果発現までに長時間作用型の局所麻酔薬（ロピバカイン，ブピバカイン，レボブピバカイン）では10〜15分程度，リドカインでは5〜10分程度は必要である。

2 鎮痛効果の評価方法

- 鎮痛レベルが適切かどうかは，皮膚分節（dermatome，デルマトーム）を目安に鎮痛範囲をチェックする。また，痛みの感じ方をVAS（visual analogue scale）で評価する。デルマトームとは，脊髄神経の表在感覚神経支配を分節状に示したものであり（図4-13），どこからどこまで区域鎮痛の効果が出現しているかを客観的に評価するのに用いることができる。わかりやすい部位として，乳頭が胸髄Th4，剣状突起は胸髄Th6，臍が胸髄Th10，鼠径部が腰椎L1，膝窩が仙髄S2である。
- 実際には氷やアルコール綿などで皮膚に触れた際に冷たさを感じるかどうか確認するコールドサインテストを行う。先の尖ったもので皮膚に触れて痛みを感じるか確認するピンプリックテストを行う場合もある。鎮痛効果が認められない部位（顔や首など）と比較して行うとわかりやすい。
- 硬膜外鎮痛では，体位や硬膜外カテーテルの先端部位により鎮痛効果の左右差が出る場合があるため，鎮痛レベルだけでなく必ず左右対称であるかどうかもチェックする。分娩時期の進行に合わせて効果判定を行うことはいうまでもないが，無痛分娩中は分娩に至るまでにさまざまなトラブルが起こり得る（詳細は別頁を参照）。
- 硬膜外カテーテルの脊髄くも膜下迷入や血管内迷入，硬膜下血種や硬膜外血腫，低血圧，鎮痛効果の左右非対称やまだら効きなどのトラブルを早期発見し安全で快適な無痛分娩を行うために定期的に鎮痛レベルの評価以外のことも確認することが重要である。

(1) 下肢運動の評価

　硬膜外カテーテルが脊髄くも膜下腔に迷入している場合は低濃度の局所麻酔薬であっても運動神経まで遮断されて，血圧低下も起こり得る。分娩進行に影響を及ぼすばかりでなく全脊髄くも膜下

表4-2 末梢神経の分類

種類	直径（μm）	主な作用
Aα	12〜20	運動，深部感覚
Aβ	5〜10	触覚，圧覚
Aγ	3〜5	筋紡錘
Aδ	2〜5	痛覚，冷覚
B	1〜3	内臓痛，内臓活動
C	0.4〜1.2	痛覚，温冷覚
交感神経	0.3〜1.3	血管収縮，発汗，内臓痛

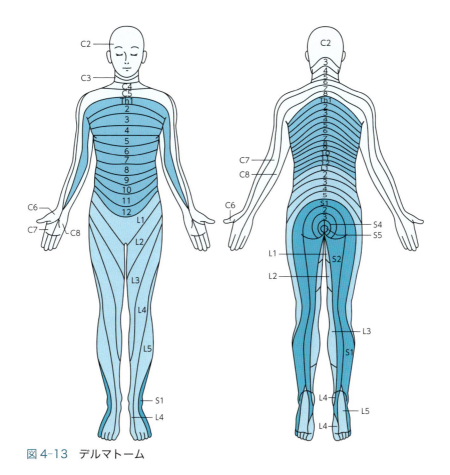

図4-13 デルマトーム

麻酔や高位脊髄くも膜下麻酔になり得る危険な状態である．また，硬膜下血種や硬膜外血腫により徐々に脊髄が圧迫されている場合には，使用している麻酔薬に不釣り合いな下肢のしびれや運動障害が出現する．下肢がどの関節まで動かせるか確認するBromageスケール[1]（図4-14）を用いた評価法が一般的である．

(2) カテーテル刺入部の観察

不完全な鎮痛しか得られない場合にはカテーテルが留置した部位より抜けている可能性があり，局所麻酔薬を追加しても良好な鎮痛が得られないばかりか過量投与につながる危険もある．また，

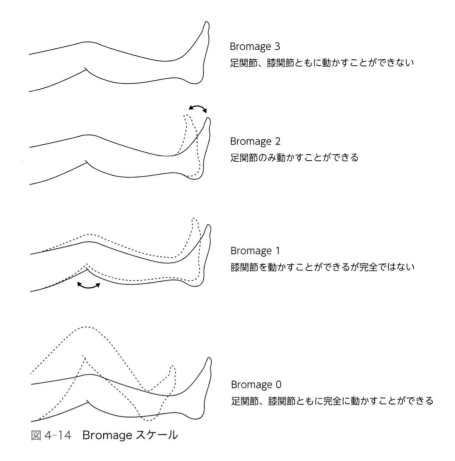

図4-14 Bromageスケール

感染や血腫の早期発見のために刺入部の出血や発赤の有無も確認しておく。

(3) 鎮痛効果が左右対称か，まだらでないか

　カテーテル先端部がきちんと硬膜外腔に留置されていないと鎮痛効果に左右差やまだら効き（一部の脊髄レベルしか鎮痛されてない，など）が生じる。この場合うまく鎮痛がはかれないため，カテーテルの位置調整や再穿刺が必要になる。

【文　献】

1) Anaesthesia UK. Assessment of spinal anaesthetic block. http://www.frca.co.uk/article.aspx?articleid=100728（accessed Mar. 20, 2018）

（藤田那恵）

4 合併症，副作用と対応

1 血液が吸引される場合（図4-15）

- 硬膜外カテーテルから血液が吸引されるときは，カテーテルが血管内に迷入している可能性が高い。硬膜外鎮痛法で使用する局所麻酔薬を血管内に投与すると，血中濃度が上昇して局所麻酔薬中毒につながる。局所麻酔薬中毒は母体の痙攣，難治性不整脈，心停止につながる重篤な合併症であり（第4章4-8），無痛分娩中に発症すると母児の生命を危険にさらすため，なんとしても回避すべきである。

- 妊婦では正常成人と比較して，硬膜外カテーテルが血管内へ迷入しやすいことが知られており，その頻度は6％と報告されている[1]。これは，妊娠にともなう腹腔内圧の上昇によって側副血行路である硬膜外腔内の静脈（硬膜外静脈叢）が怒張するためである。カテーテルが血管内に迷入するタイミングは挿入時だけではない。長い分娩経過の途中にも迷入することがある。したがって，硬膜外鎮痛法による無痛分娩では経過中を通じて血管内迷入の可能性を念頭に置いた対応をすべきである。

- 硬膜外カテーテルの血管内迷入を検出する代表的な方法には，吸引テスト，テストドースがある。吸引テストとは，薬物投与前にシリンジで吸引して硬膜外カテーテルからの血液吸引の有無を確認するものであり，テストドースとはアドレナリン添加リドカインの投与による直後の心拍数上昇・心電図変化の有無によって血管内迷入を判定する方法である。

- 吸引テストでは，血液の視認と同時に液体が吸引できるという手の感覚が重要となる。そのためには小さな容量のシリンジ（2～3 mL）を用いた吸引テストが必須である。吸引テストの有効性はカテーテル先端の形式によって異なる。多孔式カテーテルは単孔式カテーテルと比較して，吸引テストによる血管内迷入の同定という点で有利である。吸引テストが陰性であってもカテーテルが血管内に迷入している可能性は依然として存在し，そのリスクは多孔式で0.2～0.5％，単孔式で1.7～5.3％である[1]。

- テストドースの有効性に関しては，前項にあるよう賛否の分かれるところである（第4章2-10）。いずれにせよ，吸引テストやテストドースが陰性だからといって血管内迷入を完全には否定できない。したがって，硬膜外カテーテルから薬物を投与するときは「毎回がテストドース」と肝に銘じ，必ず少量分割投与を行う。投与後は産婦の全身状態を注意深く観察することを怠らないようにする。

- 局所麻酔薬の投与にもかかわらずまったく鎮痛域が得られていない場合，血管内迷入が強く疑われる。そのため，鎮痛が不十分な状況では必ず鎮痛域を確認する。鎮痛効果が不十分だからといって，鎮痛域を確認せずに局所麻酔薬をむやみに投与すべきではない。カテーテルの血管内迷入を見落として局所麻酔薬を血管内投与すれば，容易に局所麻酔薬中毒を引き起こすためである。

- 吸引テストによって血液が吸引されたときは図4-15のように対処する。まず，血液が吸引されない深さまでカテーテルを引き抜く。カテーテル内で血液が凝固することがあるため，少量の生理食塩水（1～2 mL）でカテーテル内を洗い流す。再度吸引テストを行い，血液が吸引されないことを確認したうえで局所麻酔薬を投与する。硬膜外腔内のカテーテル留置長が3 cm以下となるようであれば，無痛分娩経過中に硬膜外腔からカテーテルが抜けてしまう可能性が高いため，

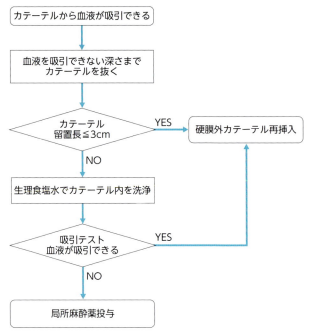

図4-15 カテーテルから血液が吸引できる場合の対応

椎間を変更して再挿入する。
- 硬膜外鎮痛法による無痛分娩中に硬膜外カテーテルが血管内へ迷入することはまれではない。カテーテルの血管内迷入が問題なのではなく，気づかずに局所麻酔薬を血管内に投与し，局所麻酔薬中毒を引き起こすことが問題なのである。常に血管内迷入の可能性を念頭に置き，硬膜外腔への薬物投与前には必ず吸引テストを行う。そして硬膜外腔への局所麻酔薬投与は少量分割法にて行うことで，血管内投与となったとしても重篤な症状に発展することを防ぐよう心掛ける。「毎回がテストドース」，この基本を忠実に実行することが安全な無痛分娩への第一歩といえる。

【文　献】

1) Pan PH, Bogard TD, Owen MD. Incidence and characteristics of failures in obstetric neuraxial analgesia and anesthesia：a retrospective analysis of 19,259 deliveries. Int J Obstet Anesth 2004；13：227-33.

(細川幸希)

2 バックフローがありくも膜下腔への迷入が疑わしい場合（図4-16）

- 硬膜外カテーテルから無色透明の液体を吸引できた場合は，硬膜外カテーテルのくも膜下腔への迷入が強く疑われる．大量の局所麻酔薬がくも膜下腔へ投与されれば，高位脊髄くも膜下麻酔（高脊麻）や全脊髄くも膜下麻酔（全脊麻）を引き起こす（第4章4-10）．すなわち，高度徐脈，高度低血圧，呼吸停止，意識消失などの重篤な状態である．適切な処置を怠れば母体死亡に繋がる．無痛分娩中の高脊麻・全脊麻は，母体のみならず胎児の生命をも危険にさらすことを意味するため，絶対に回避すべきである．

- 麻酔科医が硬膜外カテーテルを留置した場合，カテーテルがくも膜下腔へ迷入する頻度は1.2%である[1]．注目すべきは，硬膜外針による明らかな硬膜外穿刺がなくてもカテーテルのくも膜下迷入の報告があるという点である．また血管内迷入同様，挿入時だけでなく分娩経過中に迷入することもある[2]．したがって，硬膜外鎮痛法による無痛分娩では挿入時から経過中を通じて，血管内迷入のみならずくも膜下迷入の可能性も忘れてはならない．

- 硬膜外カテーテルのくも膜下腔への迷入を検出する方法は血管内迷入と同様で，吸引テストとテストドースである．この場合の吸引テストとは，薬物投与前にシリンジで吸引して硬膜外カテーテルからの脳脊髄液吸引の有無を確認するものであり，テストドースとは局所麻酔薬により直後の下肢神経ブロックの有無を確認するものである．

- 吸引テストにおいては液体が吸引できるという手の感覚が重要となる．そのためには小さい容量のシリンジ（2～3 mL）を用いた吸引テストが必須である．吸引テストが陰性であっても，カテーテルがくも膜下腔へ迷入している可能性は否定できず，その頻度は0.02～0.06%とされる[1]．脳脊髄液は無色～淡黄色透明の液体であるため，吸引した液体が脳脊髄液か局所麻酔薬か判別に悩むことがある．そうした場合，簡易血糖測定器による糖測定が有用である．脳脊髄液の糖は血糖値の約2/3の値をとり，血糖値から1～2時間遅れて変化をする．一方の局所麻酔薬は糖が添加されていないため，測定限界を下回る．別の手段として，カテーテルからの液体流出も判断の助けとなる．くも膜下腔は陽圧であるため，カテーテル末端を挿入部より下方に位置させて緩やかな液体流出を認めたら，カテーテル先端がくも膜下腔にあると判断できる[3]．

- テストドースの有効性に関しては，前項にあるように賛否の分かれるところである．吸引テストやテストドースが陰性であったからといって，くも膜下迷入を完全には否定できない．繰り返しになるが，硬膜外カテーテルから薬物を投与するときは「毎回がテストドース」と肝に銘じ，必ず少量分割投与を行い，投与後は産婦の意識，呼吸，循環の注意深い観察を怠らないようにする．

- 硬膜外鎮痛法では脊髄くも膜下麻酔と比較して高用量の局所麻酔薬を投与する．例えば，0.125%ブピバカイン（マーカイン®）10 mLはブピバカインとして12.5 mgであり，帝王切開術で用いる0.5%ブピバカイン（マーカイン®）2.5 mLにあたる．硬膜外鎮痛法で用いる局所麻酔薬は帝王切開で使用する高比重溶液と異なり，髄液より比重が低い（低比重溶液）．そのため，たとえ帝王切開術と同量の局所麻酔薬量であったとしても，頭側への麻酔効果が出現しやすい．したがって，硬膜外投与したつもりの局所麻酔薬がくも膜下腔へ投与された場合，容易に高脊麻・全脊麻を引き起こす．

- 硬膜外カテーテルのくも膜下迷入を疑う所見として，高すぎる鎮痛域や強すぎる下肢運動遮断があげられる．分娩が進行しているにもかかわらず産婦がまったく疼痛増強を訴えない時は，「よく効いている」と鎮痛効果に満足する前にくも膜下迷入を疑うべきである．まず，鎮痛域を確認し，

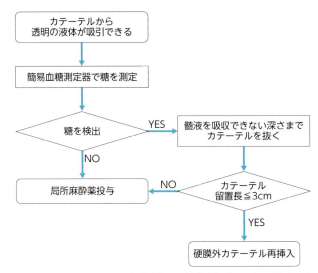

図4-16　カテーテルから無色透明の液体が吸引できる場合の対応

鎮痛域がTh7（剣状突起）より頭側まで広がっていたら，吸引テストによりくも膜下迷入の有無を確認する．また，無痛分娩中に下肢が動かしづらい場合（膝立ができない，足関節が動かしづらいなど）も同様に，吸引テストを行ってくも膜下迷入の有無を確認する．一般的に，無痛分娩で使用する局所麻酔薬量では強い下肢運動遮断はほとんど見られない．

- 吸引テストによって脳脊髄液が吸引されたときは図4-16のように対応する．脳脊髄液が吸引されない場所までカテーテルを引き抜く．硬膜外腔内へのカテーテル留置長が3 cm以下となるようであれば，一椎間上からを再挿入する．硬膜穿刺後は硬膜外鎮痛法の効果が強く出るため，局所麻酔薬量を10～20％ほど減量し，鎮痛域とバイタルサインの確認を頻回に行う．また，分娩後に硬膜穿刺後頭痛を発症する可能性が高いため，妊婦への説明と分娩数日後までのフォローを行う．硬膜穿刺後頭痛の対応については別項（第4章4-6）に譲る．
- 硬膜外鎮痛法による無痛分娩中は，くも膜下迷入の可能性を念頭に置くとともに，局所麻酔薬の少量分割投与法という大原則を守ることで，重篤な事態への発展を防ぐべきである．ここでも，「毎回がテストドース」という心掛けが非常に大切である．また，高脊麻・全脊麻では適切な呼吸・循環管理が遅れれば母体死亡に繋がるが，裏を返せば適切な処置によって重篤な結果を回避できることを意味する．それゆえ，硬膜外鎮痛法による無痛分娩では蘇生に必要な物品の準備と定期点検はもちろんのこと，呼吸・循環管理に精通した人員が常駐していることが必須である．

【文　献】

1) Pan PH, Bogard TD, Owen MD. Incidence and characteristics of failures in obstetric neuraxial analgesia and anesthesia：a retrospective analysis of 19,259 deliveries. Int J Obstet Anesth 2004；13：227-33.
2) Betti F, Carvalho B, Riley ET. Intrathecal Migration of an Epidural Catheter While Using a Programmed Intermittent Epidural Bolus Technique for Labor Analgesia Maintenance：A Case Report. A & A case reports. 2017.
3) Servin MN, Mhyre JM, Greenfield ML, et al. An observational cohort study of the meniscus test to detect intravascular epidural catheters in pregnant women. Int J Obstet Anesth 2009；18：215-20.

（細川幸希）

3 鎮痛効果が得られないときの対応

　硬膜外鎮痛法による無痛分娩では，たとえ手技を的確に実施したとしても鎮痛効果が不十分な症例をしばしば経験する。Panらは麻酔科医によって施行された硬膜外鎮痛法による無痛分娩7,849例を解析し，14％の症例で不十分な鎮痛のために何らかの対応が必要となり，7％でカテーテルの入れ替えを行っていたと報告している[1]。無痛分娩では硬膜外カテーテルを留置すれば鎮痛終了ではなく，その後の定期的な鎮痛域評価が欠かせない。

(1) 不十分な鎮痛（図4-17）

- 十分な鎮痛効果が得られないときは，まず，硬膜外カテーテルが抜けていないことと血管内迷入となっていないことを確認する。つぎに疼痛の程度（visual analogue scale：VAS），鎮痛域，分娩の進行状況を確認する。疼痛の数値化は鎮痛状況を経時的，客観的に評価するために非常に有用である。分娩の進行状況と必要な鎮痛域は密接に関係するため（図3-1，p.15），それぞれを正確に把握する。
- 冷覚テストを用いて，デルマトームにしたがって左右の冷覚低下域と消失域を評価する。冷覚低下域と消失域の双方を確認するのは，鎮痛深度を評価するためである。冷覚低下域が全くみられない場合，硬膜外カテーテルが硬膜外腔内に存在しないと判断してカテーテルを再挿入する。冷覚低下・消失域に左右差を認める場合は，非対称的ブロックを意味する（後述）。分娩経過と照らし合わせて鎮痛範囲が不十分と判断したら，低濃度で高容量の局所麻酔薬（例：0.1％ロピバカイン8～10 mL）を硬膜外投与する。一方，鎮痛範囲は十分であるにも関わらず疼痛が強い場合は，疼痛強度が高まった原因の鑑別が必要となる。大部分の症例では急速な分娩進行や回旋異常が原因であるが，まれに常位胎盤早期剝離や子宮破裂による疼痛増強の場合がある。これら重篤な産科的疾患を除外したうえではじめて鎮痛深度が足りないと判断し，高濃度で低容量の局所麻酔薬（例：0.2％ロピバカイン4～6 mL）を硬膜外投与する。

(2) 非対称的ブロック

- 冷覚低下・消失域に左右差がある場合，非対称的ブロックと判断する。非対称的ブロックの原因は，硬膜外腔内の構造やカテーテル先端の位置による。証明されてはいないものの，鎮痛範囲が重力によって影響されるとの考え方もある。実際の臨床では，同一の側臥位を長時間続けていると下側の鎮痛範囲が上側より広がっている症例を経験する。この場合，反対側の側臥位へ変更したうえで低濃度高容量の局所麻酔薬を投与するとよい。左右差が2椎間以上ある場合はより積極的な介入が必要である。硬膜外カテーテルを1 cm程引き抜いたうえで，低濃度で高容量の局所麻酔薬を硬膜外投与する。ただし，カテーテルの引き抜きの有効性についても証明はされていない[2]。
- 局所麻酔薬の投与後には必ず疼痛強度と鎮痛域の評価を行う。評価のタイミングは重要なポイントである。局所麻酔薬の効果発現時間，すなわち投与後15分くらいに評価を行うことでタイミングを逃すことなく以降の的確な対応につなげることができる。2回介入を行っても疼痛強度，鎮痛域に改善を認めない場合は硬膜外カテーテルの入れ替えを検討する。

(3) まだら効き

- 硬膜外鎮痛法で得られる鎮痛域はまとまった分節となるが，まれに一部の分節のみ鎮痛域が得られない事象に遭遇する（例：右側L1領域のみ冷覚低下がみられない）。そうした状況を「まだら効き」と称し，細やかな鎮痛域の評価によってのみ発見できる。空気による抵抗消失法を行っていると発生しやすいとされる[3]が，原因は不明である。低濃度で高容量の局所麻酔薬投与によっ

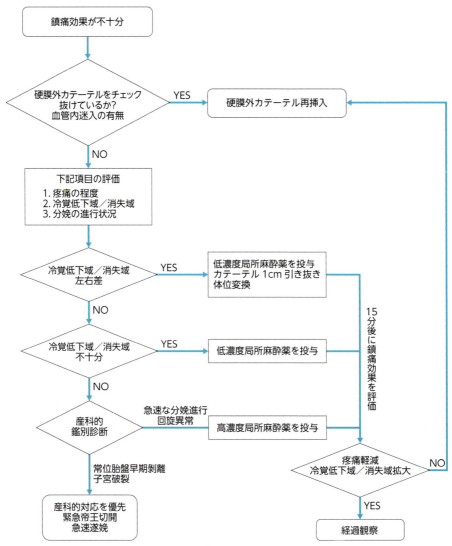

図 4-17 鎮痛効果が不十分な場合の対応手順

て解決することが多いが，改善を認めない場合は硬膜外カテーテルを入れ替える。
● 硬膜外鎮痛法による無痛分娩で十分な鎮痛効果が得られないからといって，むやみと局所麻酔薬を追加投与すべきではない。必ず鎮痛効果と分娩進行を評価し，疼痛が増強した原因を解明して対応する。基本に忠実に従うことで，安全で効果的な無痛分娩が達成できるのである。

【文献】

1) Pan PH, Bogard TD, Owen MD. Incidence and characteristics of failures in obstetric neuraxial analgesia and anesthesia：a retrospective analysis of 19,259 deliveries. Int J Obstet Anesth 2004；13：227-33.
2) Beilin Y, Zahn J, Bernstein HH, et al. Treatment of incomplete analgesia after placement of an epidural catheter and administration of local anesthetic for women in labor. Anesthesiology 1998；88：1502-6.
3) Beilin Y, Arnold I, Telfeyan C, et al. Quality of analgesia when air versus saline is used for identification of the epidural space in the parturient. Reg Anesth Pain Med 2000；25：596-9.

〈細川幸希〉

4 カテーテルトラブル（挿入困難，抜去困難，切断・遺残）

- 硬膜外鎮痛法では，時として硬膜外カテーテルに関連するトラブルに遭遇する。主に挿入時や抜去時であり，トラブルを防ぐためにはカテーテルの正しい取り扱いが重要となる。
- 硬膜外針によって硬膜外腔を確実に同定しても，カテーテルの挿入が困難な症例を経験する。特に硬膜外針の先端からカテーテルを進める際に強い抵抗を感じることが多い。対策として以下の順に試みる。
  ① 硬膜外針の穿刺角度を浅くする。穿刺角度が硬膜外腔に対して垂直に近いとカテーテル先端が硬膜に当たり，挿入時の抵抗を生むためである。
  ② カテーテル挿入前に硬膜外腔へ生理食塩水5〜10 mLを投与して硬膜外腔を広げる，カテーテル挿入時に深呼吸を促すなどの方法が勧められている。
- カテーテル挿入によって下肢に放散痛を生じる場合は，神経根などに接触している可能性が高い。硬膜外腔を正中で捉えていないと判断し，より正中を目指して穿刺しなおす。
- 硬膜外カテーテル挿入の際，硬膜外針の先端からカテーテルが出ている状態で，カテーテルのみを引き抜いてはならない。カテーテルの損傷や切断のリスクを高めるためである。挿入時のカテーテル損傷は，抜去時の切断リスクにもつながる。硬膜外カテーテル留置手技中にカテーテルを引き抜く際は，必ず硬膜外針とカテーテルを同時に抜去する。針の先端部でカテーテルを出し入れすることは厳に慎むべきである。
- 硬膜外カテーテルの抜去困難もしばしば経験する。これはカテーテルが脊椎間に挟まれるためであり，無理な力をかけると切断する可能性があるため慎重に対処すべきである。挿入時にカテーテルを損傷していた場合，切断リスクはさらに高まる。少しでも抵抗を感じたら無理に抜こうとせず体位の調整をする。穿刺時と同一体位をとることで抜去できることが多い。それでも抜去困難なようであれば，カテーテルに緊張をかけた状態で皮膚にテープ固定をしておき，数時間後に再度抜去を試みる。カテーテル抜去時は，必ず先端まであることを確認して記載をする。
- 万が一硬膜外カテーテルを切断・遺残してしまった場合，その捜索は困難を極める。硬膜外カテーテルにはX線透過性と不透過性の製品があるが，たとえX線不透過性カテーテルであっても，非常に細いため同定が難しい。その場合CT（computed tomography）が遺残物同定の助けとなる可能性がある。一般的には，症状がない限り遺残カテーテルの摘出は必須ではないとされるが，摘出となれば椎弓切除など大掛かりな脊椎手術を要する。
- カテーテルトラブル，特に切断・遺残は絶対に避けるべき事象である。未然に防ぐためには，カテーテルの適切な取り扱いに心がけることが大切である。

（細川幸希）

表 4-3 硬膜外鎮痛法による無痛分娩時の血圧測定間隔
(北里大学病院周産母子成育医療センター)

硬膜外鎮痛開始から	血圧測定間隔
〜15 分	2.5 分
15〜30 分	5 分
30 分〜60 分	15 分
60 分〜	30 分

5 低血圧

- 硬膜外鎮痛法では交感神経遮断により末梢血管が拡張し、心臓への静脈還流が減少することで血圧が低下する。鎮痛域が乳頭レベルまで及べば、交感神経心臓枝の遮断により徐脈・心拍出量低下を招く可能性がある。子宮動脈は自動調節機能が乏しいため、母体の低血圧は子宮胎盤血流の低下、すなわち胎児の酸素供給低下に直結する。したがって、母体低血圧は絶対に回避すべきである。一般的に「低血圧」とは、安静時の収縮期血圧から 20〜30％減または収縮期血圧 100 mmHg 未満を指す。

- 硬膜外鎮痛法による無痛分娩における低血圧の発生頻度は 14％で[1]、無痛分娩開始時や硬膜外腔への局所麻酔薬追加投与時に発生しやすい。予防として仰臥位を避け、輸液負荷を行う。妊婦では仰臥位低血圧症候群を生じるが、硬膜外鎮痛下においては低血圧がより顕著となる。無痛分娩開始後は常に側臥位とし、仰臥位を避ける。産婦が座位を好む場合は低血圧が発生しやすい時期を脱してから許可し、必ず血圧測定を行う。輸液負荷として細胞外液（酢酸リンゲル液や重炭酸リンゲル液など）500 mL 程度を用い、無痛分娩開始と同時に負荷する（co-load）。低血圧の早期発見のために 2.5-5 分間隔で血圧を測定する。参考までに、北里大学病院における無痛分娩時の血圧測定間隔を表 4-3 に示す。

- ひとたび低血圧となったならば下肢を挙上し、細胞外液（酢酸リンゲル液や重炭酸リンゲル液など）を急速輸液しながら、昇圧薬を投与する。昇圧薬としてはエフェドリンが一般的だが、帝王切開時と同様にネオシネジンも使用できる。必要時に昇圧薬を投与できるように、無痛分娩を開始する前に希釈した昇圧薬を準備しておく。

- 硬膜外鎮痛法による無痛分娩において、低血圧は予測可能な合併症である。低血圧は胎児の酸素供給減少につながるため避けるべき合併症であり、予防に努めるべきである。

【文 献】

1) Simmons SW, Taghizadeh N, Dennis AT, et al. Combined spinal-epidural versus epidural analgesia in labour. The Cochrane database of systematic reviews 2012 ; 10 : CD003401.

(細川幸希)

6 硬膜穿刺後頭痛（PDPH）

- 硬膜穿刺後頭痛（postdural puncture headache：PDPH）は低髄圧性頭痛で，硬膜を穿刺した穴から髄液が漏出することで発生する。麻酔科医が無痛分娩の硬膜外鎮痛法を実施した場合，硬膜穿刺の頻度は1.5％で，硬膜外針による硬膜穿刺後にPDPHを発症する頻度は約50％である[1]。単純計算すると，麻酔科医による無痛分娩ではPDPHの発症頻度は0.75％となる。PDPHの症状は漏出する髄液量に依存するため，穿刺針が太いほど発症リスクが高く重症化しやすい。また，手技中に明らかな硬膜穿刺を認めなくとも発症することがある。

- PDPHに特徴的な症状は体位によって変化する頭痛で，坐位・立位で増悪し仰臥位で軽減する。頭痛の部位は前頭部および後頭部であることが多いがその限りではない。時として後頸部の凝り，悪心・嘔吐をともなう。そのほか脳神経の牽引症状として耳鳴り，複視などがみられることもある。

- 発症時期は一般的に硬膜穿刺の1〜2日後であるが，1週間後以降に発症した報告もある。大半の症例では1週間以内に頭痛は消失するものの，数カ月から数年間持続することもある。PDPHを経験した症例の18％は，産後1〜2年の時点でも慢性頭痛を抱えており[2]，日常生活への影響は量りしれない。PDPHのリスクファクターとして若年者，女性，妊婦が知られており，無痛分娩の対象者はPDPH発症リスクがきわめて高いといえる。その他，分娩時の努責，PDPHの既往，複数回の硬膜穿刺などもPDPHのリスクファクターである。

- PDPHの予防策として，古くからベッド上安静や輸液負荷などの対策が取られてきたが，いずれも近年のシステマティックレビューで有効性が否定されている[3]。特に安静期間については，妊産婦は深部静脈血栓症のリスクが高いためむやみに延長することは勧められない。

- 産後直後は平常時以上の活動性が求められるが，ひとたびPDPHを発症するとそれらの活動が制限される。重症例ともなると洗顔，入浴，坐位での食事摂取すらままならない状態となる。そうした状況は褥婦の精神状態に影響を及ぼすため，医療スタッフによる精神的サポートが重要となる。一起床一行動とし，あらかじめ行動を決めてから起床する。各行動の間は必ずベッドに戻って臥床安静時間をつくる。必要に応じて臥床での授乳，食事摂取を行えるようにするなど，症例ごとの細やかな配慮が欠かせない。

- PDPHの薬物療法として有効性が示されているのはカフェイン，ヒドロコルチコイド，ガバペンチン，ACTHで，なかでもカフェインがもっとも一般的に用いられる[4]。カフェインは1回300 mgを8時間以上あけて1日2回までを処方する。カフェインには乳汁移行性があるものの，PDPH治療として母体が摂取したカフェインによって乳児に影響が生じたという報告はいまのところ存在しない。

- 分娩後には頭痛が高頻度に観察されるが，その大半はPDPH以外の頭痛である。以下に，分娩後の頭痛について簡単にまとめる。分娩後の頭痛は一次性と二次性に分類され，多くは筋緊張性頭痛など良性の一次性頭痛である（表5-4）。二次性頭痛として最も頻度が高いものがPDPHであるが，そのほか静脈洞血栓症や硬膜下出血なども頭痛の原因となるため鑑別が必要となる。静脈洞血栓症は妊産婦において発症頻度が高く，10万例に10〜20例とされる。PDPHと同様，体位に影響される頭痛で発症することが多く鑑別に悩むことが多い。硬膜下出血は硬膜穿刺と関連して発症するため，無痛分娩後の報告も多くみられる。初期症状は体位に影響される頭痛で硬膜穿刺のエピソードも加わるため，PDPHとの鑑別が更に困難となる。

- 硬膜外鎮痛法による無痛分娩後に頭痛をみたら，PDPHと即断するのではなく必ず診察を行う。

表 4-4　分娩後の頭痛の症状と鑑別方法

		症状	鑑別方法
一次性頭痛	緊張型頭痛	軽度〜中等度 両側性, 非拍動性頭痛 持続時間：30分程度 期間：約1週間	病歴, 理学所見
	片頭痛	中等度〜重度 持続時間：4〜72時間 片側性, 拍動性, 運動により増悪する頭痛	病歴, 理学所見
二次性頭痛	妊娠・分娩に関連するもの 　子癇/子癇前症 　静脈洞血栓症	妊娠高血圧症候群にともなう 両側性, 拍動性頭痛 体位によって変化する頭痛 痙攣, 神経症状をともなう	病歴, 血液検査所見 CTまたはMRI
	硬膜外鎮痛法に関連するもの 　PDPH 　硬膜下出血 　気脳症 　髄膜炎	硬膜穿刺後5日以内 坐位にて15分以内に発生 肩こり, 耳鳴り, 眩しさ, 悪心ともなう 特異的頭痛なし または 体位によって変化する頭痛 神経症状をともなう 前頭部痛 硬膜穿刺直後に発症 坐位, 立位で増強 びまん性頭痛 時間経過とともに増悪 発熱などともなう	病歴, 理学所見 CTまたはMRI 病歴, 理学所見 CTまたはMRI 病歴, 理学所見 髄液検査
	その他 　くも膜下出血 　脳腫瘍 　脳梗塞	突然発症の激烈な頭痛 片側性 意識障害をともなう 早朝に増強する頭痛 中等度の頭痛 神経症状, 意識障害をともなう	病歴, 理学所見 CTまたはMRI 病歴, 理学所見 CTまたはMRI 病歴, 理学所見 CTまたはMRI

(Chestnut's obstetric anesthesia 第5版. p.715 より改変引用)

軽減しない, もしくは増悪傾向の頭痛を認める場合は, PDPH以外の頭痛を疑い, 画像撮影とともに神経内科医へのコンサルトを考慮すべきである.

【文　献】

1) Choi PT, Galinski SE, Takeuchi L, et al. PDPH is a common complication of neuraxial blockade in parturients：a meta-analysis of obstetrical studies. Can J Anaesth 2003；50：460-9.
2) Webb CA, Weyker PD, Zhang L, et al. Unintentional dural puncture with a Tuohy needle increases risk of chronic headache. Anesth Analg 2012；115：124-32.
3) Sudlow C, Warlow C. Posture and fluids for preventing post-dural puncture headache. The Cochrane database of systematic reviews 2002：CD001790.
4) Basurto Ona X, Osorio D, Bonfill Cosp X. Drug therapy for treating post-dural puncture headache. The Cochrane database of systematic reviews 2015：CD007887.

(細川幸希)

7 神経学的合併症

- 分娩後の神経学的合併症，特に下肢の神経障害の発生頻度は全分娩の1％とされ[1]，比較的高頻度にみられる。そのなかで硬膜外鎮痛法が原因となるものは非常にまれであるが，ひとたび発生すると下肢麻痺など重篤な症状につながるものもあるため，けして見逃してはならない。硬膜外鎮痛法による神経学的合併症には，急性硬膜外血腫，直接的な神経損傷，広範囲の運動神経遮断，神経遮断効果の遷延などがある。

- 急性硬膜外血腫の主な症状は背部痛および進行する両側性の下肢麻痺で，脊柱管内の血腫によって脊髄が圧迫されることが原因である。硬膜外カテーテル挿入または抜去をきっかけに発症し，凝固障害を有する症例ではリスクが高まる。発症から除圧までの時間が神経学的予後を決めるため早期発見が求められる。硬膜外鎮痛法による無痛分娩後は，硬膜外カテーテル抜去から24時間後までは，定期的な下肢の運動機能回復の確認が重要である。

- 直接的な神経障害とは，針やカテーテルによる脊髄，馬尾，神経根の障害で，それぞれ脊髄円錐症候群，馬尾症候群，神経根障害と称する。脊髄円錐症候群や馬尾症候群など上位の障害では膀胱直腸障害をともなうことがある。神経根障害では，デルマトーム（図4-13，p.39）に一致した知覚障害や筋力低下を認める。知覚・運動神経の障害範囲を細かく診察することで，末梢神経障害との鑑別は可能であるが，障害部位を正確に同定するためには神経内科医や整形外科医への依頼が必要となることもある。

- 広範囲の運動神経遮断は局所麻酔薬の反復追加投与もしくは長時間の持続投与によって生じる。運動神経遮断は分娩第二期の努責不良につながるので極力避けるべきである。硬膜外鎮痛中の下肢運動遮断の評価にはBromageスケールを用い（図4-14，p.40），無痛分娩中はBromage 0～1が望ましい。それ以上の運動遮断を認めた場合はくも膜下迷入を疑い，硬膜外カテーテルから吸引テストを行って陰性であることを確認する。次に，持続投与中の薬物を30分程度中断し，その後投与量を減量して再開する。不十分な鎮痛のために局所麻酔薬の追加投与を頻回に必要としているのであれば，硬膜外カテーテルの再挿入を検討する。

- 神経遮断効果の遷延は，アドレナリン添加の局所麻酔薬を使用した場合にみられることが多い。急性硬膜外血腫や他の神経障害との鑑別を要する。背部痛をともなわない片側性ブロックで改善傾向を認める場合，急性硬膜外血腫は否定的である。

- 前述のとおり，分娩後の神経学的合併症のほとんどは硬膜外鎮痛法が原因ではない。大部分は妊娠・分娩に起因した末梢神経障害であり，児頭による圧迫や分娩体位が原因とされる。リスクファクターとして分娩第2期遷延，器械分娩，低身長，初産婦などが知られている。障害される神経は，発症頻度順に外側大腿皮神経，大腿神経，腓骨神経，腰仙骨神経叢，坐骨神経，閉鎖神経などである。下肢末梢神経の骨盤内の走行を図4-18に，知覚支配領域を図4-19に示す。

- 外側大腿皮神経障害の頻度は0.4％で，分娩後の下肢末梢神経障害の原因としてもっとも多い。鼠経靱帯との交差部位での圧迫が原因で，妊娠そのものもリスクファクターである。体重増加や浮腫，巨大児，長時間の分娩体位（砕石位）などの条件が加わることでリスクが増す。外側大腿皮神経は感覚神経のみであり，支配領域（図4-19）の知覚異常を呈するが運動機能は障害されない。

- 大腿神経障害の頻度は0.003％で，そのうち25％は両側性である。坐位から立ち上がりにくい，階段を上りにくいなどの症状で気づくことが多い。同時に支配領域（図4-19）の知覚異常を呈

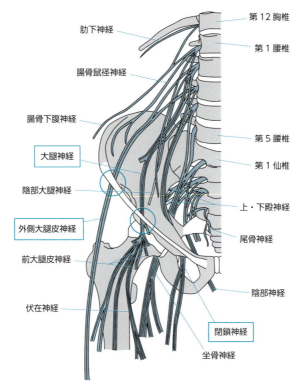

図 4-18　骨盤内の神経走行

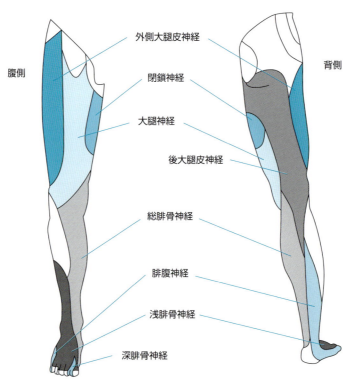

図 4-19　下肢末梢神経の知覚支配領域
(O'Neal MA, Chang LY, Salajegheh MK. Postpartum spinal cord, root, plexus and peripheral nerve injuries involving the lower extremities：a practical approach. Anesth Analg 2015；120：141-8 より改変引用)

する．外側大腿皮神経障害と同様，鼠経靱帯と交差する部位での圧迫が原因となる．巨大児や器械分娩，分娩第2期遷延，長時間の分娩体位などがリスクファクターである．大腿神経障害は腰神経叢障害やL2-3を含む神経根障害との鑑別が難しく，最終的な診断には筋電図などの電気診断法が必要となることがある．
- 分娩後の感覚異常（しびれ，知覚低下，神経性疼痛）や運動障害など神経学的合併症は，決して珍しいものではない．硬膜外鎮痛法による無痛分娩を行っていると，神経症状の原因を硬膜外鎮痛法に求めがちであるが，きちんとした鑑別診断を行うべきである．大切なことは，硬膜外鎮痛法による重篤な合併症を見落とさないことで，そのためにはポイントを押さえた診察と，タイミングを逃さない他科依頼が重要となる．

【文　献】

1) O'Neal MA, Chang LY, Salajegheh MK. Postpartum spinal cord, root, plexus and peripheral nerve injuries involving the lower extremities：a practical approach. Anesth Analg 2015；120：141-8.

（細川幸希）

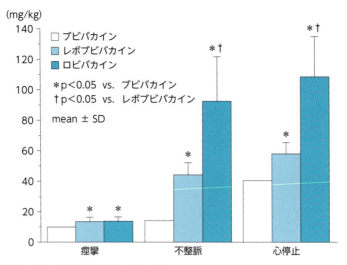

図 4-20　局所麻酔薬中毒発現量
(Ohmura S, Kawada M, Ohta T, et al. Systemic toxicity and resuscitation in bupivacaine, levobupivacaine, or ropivacaine-infused rats. Anesth Analg 2001；93：743-8 より改変引用)

8 局所麻酔薬中毒

(1) 機序

- 局所麻酔薬の作用機序は末梢神経の神経軸索の細胞膜にある Na チャネルと結合して膜を安定化し、興奮の発生と伝導をブロックすることで麻酔作用をもたらす。局所麻酔薬の作用は高濃度になるにつれて強い神経遮断をもたらし、治療濃度では心臓伝導系、末梢血管抵抗には影響しないが、中毒濃度になると循環虚脱に陥ることがある。
- Na チャネルは 9 種類に分類され、末梢神経のみならず中枢神経や心筋、骨格筋などの組織に分布している。血中濃度が上昇すると神経細胞膜以外の組織の Na チャネルにもブロック作用を起こすことになり、これに伴う病態が局所麻酔薬中毒である。
- 局所麻酔薬中毒の二大症状は中枢神経毒性と心毒性であり、血中濃度の上昇に伴い初期には中枢神経症状が発現し、それに引き続き心毒性に伴う症状が発現する。局所麻酔薬量の比較の動物実験においてブピバカインは、心循環虚脱を起こし痙攣を起こしうる濃度がリドカイン、メピバカイン、ロピバカインに比べて低いことがわかっている[1,2]。

(2) 診断・症状

- 中毒症状は局所麻酔薬の血中濃度によって変化する（図 4-20）。
- 無痛分娩における硬膜外鎮痛は低濃度の局所麻酔薬を投与することが多く、初期症状がわかりづらい。早期診断・治療の開始により循環抑制などの危機的状況を防ぎうるので、中毒症状が現れる前の初期症状を見逃さないことが重要である。
- 診断は表 4-5 のような症状に基づき行われる。

(3) 局所麻酔薬中毒発生時の対応（図 4-21）

①局所麻酔薬の投与中止
　・応援要請
　・モニター装着

表 4-5 局所麻酔薬中毒の診断

観察とモニタリング	局所麻酔薬中毒の診断は，局所麻酔薬の使用後に発現する臨床症候に基づいて行われるため，十分な患者観察とモニタリングが重要である。
中枢神経系の症候	・初期：大脳皮質の抑制系の遮断に伴う刺激症状（舌，口唇のしびれ，金属様の味覚，多弁，呂律困難，興奮，めまい，視力，聴力障害，ふらつき，痙攣など） ・その後：興奮経路の遮断による抑制症状（譫妄，意識消失，呼吸停止など） ・典型的な神経症状が緩徐に悪化する経過をとらず，直接に痙攣や心停止で発見されることもあるため注意
心血管系の症候	・初期の神経症状に伴った，高血圧，頻脈，心室性期外収縮 ・その後，洞性徐脈，伝導障害，低血圧，循環虚脱，心静止などの抑制徴候 ・局所麻酔薬の直接の血管内への注入の場合などは，神経症候なしで循環虚脱 ・心電図上は，PR 延長，QRS 幅の増大が特徴的
非典型的症候	・先駆症状を呈する症例は 16% ・症候の発現の遅延または神経症状なしでの循環症状の出現がみられる症例は 41% ・全身麻酔下や深鎮静下では症状の発現の発見が遅れるので注意
発症までの時間	発症までの時間はさまざまであり，状況に応じて十分な観察が必要である。

(日本麻酔科学会．局所麻酔薬中毒の対応プラクティカルガイド．2017 より引用)

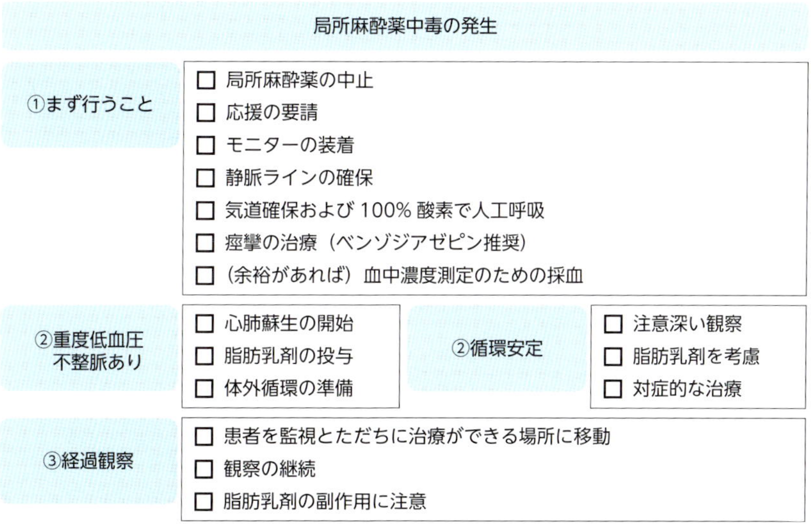

図 4-21 局所麻酔薬中毒発生時の対応
(日本麻酔科学会．局所麻酔薬中毒の対応プラクティカルガイド．2017 より引用)

・静脈ラインの確認
② 気道確保，100% 酸素での換気
  ・痙攣治療（ベンゾジアゼピン系薬物）
  ・BLS（Basic Life Support：一次救命処置）/ACLS（Advanced Cardiovascular Life Support：二次心肺蘇生法）の施行
③ 脂肪乳剤による治療
  ・20% 脂肪乳剤 100 mL をボーラス静注（1.5 mL/kg）0.25 mL/kg/分（400 mL/20 分）で持続静注　5 分ごとにボーラス静注を繰り返す（2 回まで）
    重度低血圧，不整脈の場合は体外循環の準備
  ・循環回復後も 10 分間は脂肪乳剤の投与を持続

・投与量上限の目安は最初の 30 分間で 10 mL/kg

　Weinberg らが 1998 年にラットの実験効果を報告し，Rosenblatt らが 2006 年に臨床使用での成功報告以来，多数の脂肪乳剤使用による蘇生報告がされるようになった。はっきりとした機序は現段階では不明ではあるが，脂肪乳剤自体がもつ陽性変力作用が心機能を改善する，脂肪酸代謝の改善による心筋へのエネルギー供給の改善，あるいは脂肪乳剤が脂溶性の薬物を取り込むことで薬物の効力を弱めたり，細胞膜での Na チャネル遮断を改善することなどが考えられている。米国局所麻酔薬学会（American Society of Regional Anesthesia and Pain Medicine：ASRA）は 2010 年に lipid emulsion therapy を推奨する声明をだしている。

【文　献】

1) Ohmura S, Kawada M, Ohta T, et al. Systemic toxicity and resuscitation in bupivacaine, levobupivacaine, or ropivacaine-infused rats. Anesth Analg 2001；93：743-8.
2) Mulroy MF, Hejtmanek MR. Prevention of local anesthetic systemic toxicity. Reg Anesth Pain Med 2010；35：177-80.

〈大原玲子〉

9 硬膜下血腫，硬膜外血腫

(1) 硬膜下血腫
- 発生頻度は 1/500,000 といわれ，非常にまれである[1]。分娩時の硬膜外鎮痛後の合併症のひとつとして報告されている[2]。
- 硬膜外鎮痛の際に硬膜穿破をした場合の症例がほとんどで，髄液の漏出により低髄圧となり脳実質や結合組織の牽引により架橋静脈の破綻が起こり，硬膜下血腫が発生すると考えられる。
- 穿破していない症例でも分娩後しばらくして頭痛で発症することもあり，硬膜穿刺後頭痛に対して硬膜外血液パッチをしたことで二次的に発生したという報告もある[3]。
- 症状としては項頸部の不快感，頭痛，経過とともに腰殿部の痛みなどの症状が出現するが最終的にはMRIによる画像診断が確定診断となり，必要な場合には速やかに減圧術を必要とする。

(2) 硬膜外血腫
- 発生率は一般には 1/36,000 といわれているが，妊産婦は一般に凝固能が亢進しているために 1/183,000 と推測されている。
- 産褥期の肺塞栓を予防するために近年，抗凝固療法の併用が増加しており，硬膜外血腫の合併には注意が必要である。発症の多くは抗凝固療法や血小板数が関与しておりカテーテル挿入，抜去時期には注意を要する。
- 抗血栓療法中の妊婦に対しては症例を選んで硬膜外鎮痛を施行することは可能である，しかし，妊娠高血圧腎症やHELLP症候群など血小板減少や血小板機能障害を伴う病態では抗凝固療法併用による硬膜外血腫の危険性が高まる。抗血小板薬と抗凝固薬を併用している場合は血腫形成の危険性が高まるので硬膜外ブロックは原則として避けるべきである。
- 硬膜外鎮痛時に硬膜外腔の血管を損傷した場合，出血が止まらず硬膜外血腫を発症する可能性がある。対応が遅れると神経障害が残ることになるので迅速にMRIなどの画像診断を行い椎弓切除術による除圧を行う。硬膜外鎮痛後に腰背部や下肢の痛みが出現した場合は硬膜外血腫を念頭におく必要がある。

　症状：突然発症する進行性の下肢虚脱と感覚低下，腰背部痛などで急速に進行する知覚運動障害や膀胱直腸障害が特徴的である。
　診断：MRI
　治療：第一選択は椎弓切除や血腫除去による減圧術
　予後：血腫の大きさや増強速度，運動障害や膀胱直腸障害などの神経所見の重症度と血腫除去術までの時間にもよる。運動障害出現後8時間以内に血腫除去術を行うことで予後がよくなるといわれている。

(3) その他：血小板に問題のある症例について
- 血小板減少症での硬膜外鎮痛の適応に関しては，施設により基準が異なる。従来は血小板数 100,000/mm 以上が適応の一般的な基準であったが現在は血小板数だけで適応を決めることは困難である。血小板数 75,000/mm 以上であれば施行を検討する施設もあるが，その場合，凝固能（PT，APTT）が正常であることを確認し，さらには輸血の対応がすぐにできるなどの条件が必要となる。
- 分娩時に大量出血を来してDICに陥った場合には，血液凝固能が正常化してから硬膜外カテーテルを抜去すれば硬膜外血腫を避けられる。

表 4-6 抗血栓療法中の区域麻酔・神経ブロックガイドライン

薬物	投与方法	推奨
NSAIDs		区域麻酔には禁忌ではない
チクロピジン		14日前に中止
GPⅡb/Ⅲa阻害薬		8-48時間前に中止
ワルファリン	経口	・妊娠36週までに低分子量ヘパリンか未分画ヘパリンに切り替える ・INR正常なら区域麻酔可能 ・カテーテル抜去はINR≦1.5で可能（投与開始後）
未分画ヘパリン	1万単位/日 皮下注12時間ごと	・区域麻酔は禁忌ではない ・区域麻酔困難が予想される場合は投与は区域麻酔後とする ・それ以上の投与量での区域麻酔の安全性は確立されていない ・区域麻酔が帝王切開から12時間経過してから再開
	静注	・分娩予定時刻の4-6時間前に中止 ・区域麻酔の1時間後にヘパリン投与 ・カテーテル抜去は最終投与の2-4時間後
低分子量ヘパリン		・分娩誘発もしくは帝王切開の36時間前には中止，必要なら未分画ヘパリン静注もしくは皮下注に切り替える ・1日2回投与では24時間後に再開 ・術後初回投与の2時間前にカテーテル抜去 ・治療量投与中はブロックまで24時間空ける
フォンダパリヌクス		・1回で穿刺に成功しカテーテル留置なしなら区域麻酔可能，それ以外では他の抗凝固療法を選択すべき
アルガトロバン		区域麻酔の施行は禁忌
トロンビン阻害薬		区域麻酔の施行は禁忌
血栓溶解薬		区域麻酔の施行は禁忌

（日本ペインクリニック学会，日本麻酔科学会，日本区域麻酔学会．抗血栓療法中の区域麻酔・神経ブロックガイドライン．2017 より引用）

(4) 周産期に抗血栓療法をする症例

● 表 4-6 に示す通り硬膜外鎮痛前後の休薬期間に留意して麻酔を施行する[4]。

【文献】

1) Dawley B, Hendrix A. Intracranial subdural hematoma after spinal anesthesia in a parturient. Obstet Gynecol 2009 ; 113 : 570-3.
2) Mashour GA, Schwamm LH, Leffert L. Intracranial Subdural Hematomas and Verebral Herniation after Labor Epidural with No Evidence of Dural Puncture. Anesthesiology 2006 ; 104 : 610-2.
3) Verduzco LA, Atlas SW, Riley ET. Subdural hematoma after an epidural blood patch. Int J Obstet Anesth 2012 ; 21 : 189-92.
4) 日本ペインクリニック学会，日本麻酔科学会，日本区域麻酔学会．抗血栓療法中の区域麻酔・神経ブロックガイドライン．
http://www.anesth.or.jp/guide/pdf/guideline_kouketsusen.pdf

（大原玲子）

表 4-7 高位鎮痛になりやすい症例

症例		数
関連麻酔	脊椎麻酔	23 (40%)
	硬膜外麻酔	21 (36%)
	意図しないくも膜下腔へのカテーテル迷入	14 (24%)
	分娩中	13
	帝王切開中	1
リスクファクター	肥満	18
	硬膜外麻酔不成功後の脊椎麻酔	12
	低身長	4
	硬膜穿刺後の硬膜外麻酔	3
	脊椎変形	1

10 高位鎮痛，全脊椎麻酔

　分娩の鎮痛に必要な神経支配域は第 10 胸椎神経より仙骨領域であるが，必要以上に麻酔の効果範囲が拡大してしまうと呼吸，循環抑制を来しうる。

　硬膜外麻酔中はカテーテルが血管内やくも膜下腔に迷入する場合もあり経時的な観察が重要である。

(1) 高位鎮痛

原因：硬膜外麻酔あるいは脊髄くも膜下麻酔において，麻酔薬の多量投与や投与速度が速いことが原因となる。硬膜外腔で硬膜外針のベベルを回転させると硬膜が傷つきやすくなり硬膜下投与となって高位鎮痛となることがある。また，肥満や低身長などの症例は高位鎮痛になりやすい（表 4-7）。

症状：血圧低下や徐脈などを来し，場合によっては呼吸抑制が起こる。早急な対処が必要である。

対応策：高位に麻痺域が及ぶため第 1～5 胸髄から出る心臓交感神経をも遮断し血圧低下と徐脈を伴う循環抑制を呈するので，一旦麻酔投与を中止する。必要な場合は低血圧にはネオジネジンやエフェドリンなどの昇圧薬，徐脈にはアトロピンによる治療を開始する。

(2) 全脊椎麻酔

原因：偶発的硬膜穿刺や，硬膜外カテーテルのくも膜下腔への迷入によりくも膜下腔に必要以上の麻酔薬が入ることで起こる。

症状：呼吸抑制，呼吸停止（頸椎レベルまで麻酔が及ぶと横隔膜神経をブロックされる），血圧低下，徐脈，心停止を来しうる（表 4-8）。

対応策：低血圧，徐脈に加えて呼吸停止を来す恐れがあるので，麻酔を中止すると同時に気道確保を行えるよう準備しておく。気道確保と並行して徐脈，低血圧に対しても治療を速やかに開始する（表 4-9）。

　産科麻酔が普及している米国の報告によると，257,000 の産科麻酔症例において 85 例に麻酔に関連する重篤な合併症がみられ，高位硬膜外麻酔と呼吸停止などの重篤な合併症は 3,000 例に 1 例とされている[1]。

　このような重篤な合併症はまれではあるが，一旦起こると致命的になるので定期的な観察と速やかな診断と治療が可能な体制が大切である。

表 4-8　全脊椎麻酔の臨床症状

循環器・呼吸器症状	神経症状
低血圧，酸素飽和度低下 咳，発声困難 徐脈 呼吸抑制・停止 心停止	嘔気・不穏 上肢のしびれ 麻酔範囲の拡大 意識低下

表 4-9　治療管理

症状	治療方法
徐脈	アトロピン
低血圧	血管作動薬，輸液，下肢挙上 急速輸液，昇圧薬投与（ネオシネジン，エフェドリン），酸素吸入（マスク 4-6 L/分）
呼吸抑制	第 3〜5 頸椎神経の麻酔で横隔膜麻痺 酸素投与（酸素マスク 6 L/分） 必要になれば気道確保，補助換気，挿管
意識低下	気道確保

【文　献】

1) D'Angelo R, Smiley RM, Riley ET, et al. Serious complications related to obstetric anesthesia : the serious complication repository project of the Society for Obstetric Anesthesia and Perinatology. Anesthesiology 2014 ; 120 : 1505-12.

（大原玲子）

11 産婦の心肺蘇生法

妊娠経過に異常のないローリスク例であっても分娩時に急変し母体死亡に繋がることもあり得るので，速やかに心肺蘇生が可能な体制を構築することが母体救命には不可欠である。

まず，蘇生が必要になる前に急変に気づくことが大切であり，米国心臓協会（American Heart Association：AHA）が作成したガイドラインのはじめには，心停止に陥る可能性の高い重篤な妊婦に対する重要な処置が記載されている。（表 4-10）

(1) 母体の急変対応（図 4-22）

① 自発呼吸の確認：自発呼吸がなく蘇生開始が必要であれば，母体の心肺蘇生法に移行する
② リザーバー付きマスクで酸素投与開始する（10 L/分以上の流量酸素はリザーバーを付けることで酸素濃度を 90％以上に保てるが，リザーバーがないと酸素濃度は半分になる）。
③ SpO_2 を確認して 95％以下というのは自発呼吸が弱いか，呼吸が止まり間もない状態である。吸引の準備確認をして誤嚥に備えながらただちに気道を確保（下顎を挙上してマスクを口と鼻にフィットさせる）して補助換気を行う。
④ ショックインデックス：SI が 1 以上であれば急速輸液を開始。同時に分娩前は左半側臥位にして，保温に努める。
⑤ 一次施設：高次施設への搬送準備
　高次施設：集中治療室へ入室

(2) 母体の心肺蘇生（図 4-23）

妊婦の心肺蘇生は基本的に ACLS（Advanced Cardiovascular Life Support）に沿って行われる。妊婦の心肺蘇生を行ううえで気がかりな点は，子宮血流の減少を懸念してアドレナリンを非妊娠時と同様に投与してよいのか，除細動を行う場合には胎児には悪影響はないのかなどであろうが，いずれも非妊娠時と同様に管理する。

妊婦の心肺蘇生のポイントは
・子宮左方転位（妊娠子宮による下大静脈の圧迫解除）
・胸骨圧迫をやや頭側にする
・早期に人工呼吸を確立
・除細動や薬剤投与は一般の成人と同様
・死戦期帝王切開術を考慮すること

などで，普段からの教育シミュレーションが必要である。

① 呼吸がなければ蘇生開始
　反応なく，呼吸がない，あるいはしゃくり上げるようなあごの動きを認める場合心停止と判断してすぐに蘇生を開始する。
② 応援要請と AED の取り寄せ
　心停止と判断したら，その場に人手を集める状況により救急車要請を考慮する。また分娩前では，母体の静脈還流が容易になるように，子宮を左方に転位させながら行う。
　＜子宮左方転位＞
　妊婦において子宮左方転位を行うと，母体血圧や心拍出量，胎児の酸素化や心拍数が改善するので心停止に陥っている妊婦の蘇生の有効性を高めると考えられている。

表 4-10　妊婦の心停止を防ぐための重要な処置

- 左側臥位にする
- 100%酸素を投与する
- 横隔膜より頭側に静脈路を確保する
- 低血圧を防ぐ（収縮期血圧 100 mmHg 以下，平均血圧 80%以下で昇圧）
- 重症に陥った原因に早期に対処する

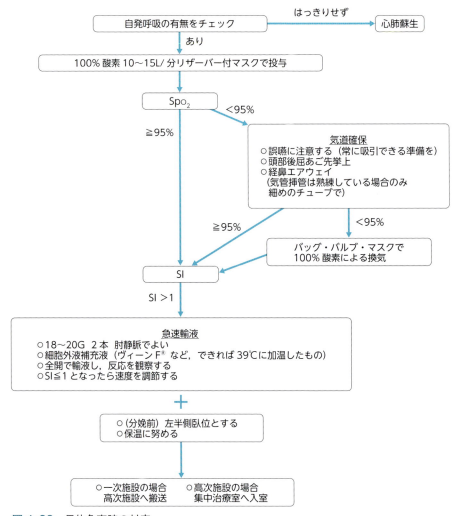

図 4-22　母体急変時の対応
(京都産婦人科救急診療研究会，産婦人科必修　母体急変時の初期対応　第 2 版．2017 より引用)

子宮底が臍部に達するおおよそ妊娠 20 週以降ではまず，子宮の左方転位を行う。介助者がいなくても速やかに行える方法としては妊婦の右腰の下にバスタオルを丸めたものを置くなどの方法が勧められる。体幹の最適傾斜角度については現時点では一致した見解はないが，15°で下大静脈の圧排が解除され 30°以上で大動脈の圧排が見られるが胸骨圧迫を含む蘇生処置をする場合には 30°以内が現実的と考えられる。

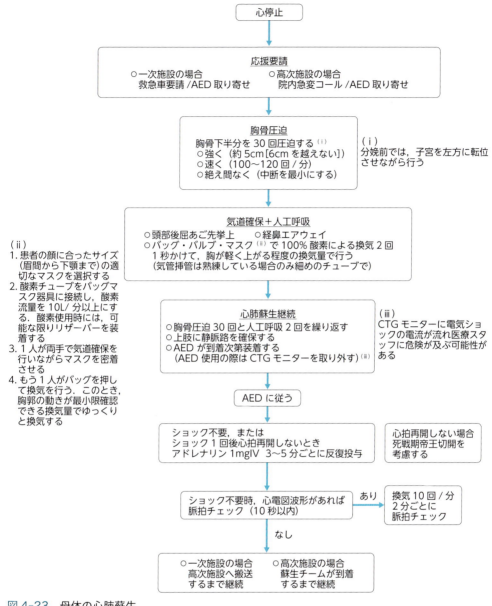

図 4-23 母体の心肺蘇生
(京都産婦人科救急診療研究会,産婦人科必修 母体急変時の初期対応 第2版.2017 より引用)

③胸骨圧迫

　胸骨下半分を 30 回強く（約 5 cm），速く（100-120 回/分），絶え間なく（中断を最小にする）圧迫する。

　妊娠子宮によって横隔膜が押し上げられ心臓が頭側に偏位するため，心臓マッサージの際の胸骨圧迫の部位はやや頭側の胸骨中央とする。圧迫の深さは一般成人と同様に 5 cm 以上であるが，体幹が傾いて力が分散されることを考えるとやや深い圧迫を試みてもよいと思われる。

④気道確保＋人工呼吸

　バッグ・バルブ・マスクで 100％酸素による換気を 2 回，胸骨圧迫の前に行う。

妊婦は非妊娠時より上気道が狭く気道確保や挿管が困難なことが多い。妊娠子宮による胃内圧の上昇に伴い下部食道括約筋の収縮力低下により誤嚥を生じやすい。さらに機能的残気量が減少しているにもかかわらず，妊娠により酸素消費量が増加していることから低酸素血症になりやすい。常に100%酸素にて換気を行う。気道は浮腫状態のため，気道確保としての気管挿管のチューブは細めのものを用いることがすすめられる。

⑤心肺蘇生継続

静脈路を確保しながら胸骨圧迫30回＋人工呼吸2回のセットを繰り返す。

AEDを装着する（その際CTGは取り外す）。

⑥除細動

通常の除細動が胎児に悪影響を及ぼすという報告はなく，母体の循環動態が回復することが胎児循環の安全も保てるので妊婦においても一般成人と同様の適応で除細動を行うことが推奨される。パッドの貼付位置や放電のジュール数も一般成人と同様である。ただし胎児心拍数モニターや子宮収縮モニター装置は必ず外してから放電する。

AEDでショック不要時，心電図波形があれば脈拍をチェックし脈拍があれば換気のみ行う。再度心停止に陥る可能性も高いため2分ごとに脈拍をチェックし，脈拍がはっきり確認できなければすぐに胸骨圧迫を再開する。一次施設の場合は高次施設へ搬送するまで胸骨圧迫を継続し，高次施設の場合は蘇生チームが到着するまで継続する。

⑦薬物投与

AEDでショック1回後に心拍再開がない場合はアドレナリン1A（1 mg）静注を3〜5分ごとに反復投与，心拍再開しない場合は死戦期帝王切開を考慮する。

妊婦では血漿量や糸球体濾過率が増加しているが，心停止時の蘇生薬の用量は一般成人と同用量を投与する。

⑧心停止の原因診断と治療

死亡原因は産科出血が多くを占めているが，その元疾患は羊水塞栓症，弛緩出血，前置・癒着胎盤，常位胎盤早期剥離などが含まれており，大量出血によりDICを伴いやすい。羊水塞栓症は致死的疾患でDICを念頭に置いた早期治療開始が予後を左右するといっても過言ではない。

⑨死戦期帝王切開術（perimortem cesarean section）

母体，あるいは母体と胎児両者の救命を目的とした母体蘇生処置のひとつとしての帝王切開術である。児を娩出することで子宮容積を小さくし大血管の圧迫を解除して母体の血行動態を改善することが目的である。また母体の機能的残気量の増加や酸素消費量の減少も期待できる。胎児にとっては母体を介して有効な蘇生処置がうけられるという利点が挙げられる。

妊婦が心停止に陥ったらただちに死戦期帝王切開術の準備を始める。準備の間に心肺蘇生処置を行いながら，心停止後4分の時点で死戦期帝王切開術を行うか判断する。児の予後も考慮すると母体心停止後早期が望ましいが15分までの母体生存例もあるため，5分を過ぎても帝王切開術は行うべきと考えられる。

適応とならないのは妊娠22週未満や母体救命の可能性がまったくない場合で，胎児の生死は問わない。

死戦期帝王切開術はAHA（American Heart Association）のガイドラインではすでに推奨されているが，日本における施行数は非常に少ない。普及に向けては体制の問題やスタッフの意識，また医療を受ける側への啓蒙などが必要である。

表4-11 英国における死戦期帝王切開術または Postmorterm cesarean section を行った際の在胎週数別の児の生存率（2006-2008年）

妊娠週数(週)	生産		死産または新生児死亡		合計	
	n	%	n	%	n	%
20-23	0	0	0	0	0	100
24-27	0	0	1	100	1	100
28-31	1	14	6	86	7	100
32-35	4	27	11	73	15	100
36≦	7	47	8	53	15	100
合計	12	32	26	68	38	100

(Centre for Maternal and Child Enquiries (CMACE): Saving Mothers' Lives: Reviewing maternal deaths to make motherhood safer: 2006-2008. The Eighth Report of the Confidential Enquiries into Maternal Deaths in the United Kingdom. BJOG 2011; 118: 1-201 より引用)

⑩Postmortem cesarean section

　母体の救命が断念されても，児の救命のために緊急帝王切開を行う場合をいう．心停止に陥った妊婦の蘇生処置後に引き続き行われうる場合がある．児の生存率に関しては英国の死戦期帝王切開術と postmortem cesarean section とを併せたデータでは311例の死亡症例のうち，38症例が行われ在胎36週以降では半数近い生存率があることが報告されている（表4-11）[1]．

【文　献】

1) Centre for Maternal and Child Enquiries (CMACE): Saving Mothers' Lives: Reviewing maternal deaths to make motherhood safer: 2006-2008. The Eighth Report of the Confidential Enquiries into Maternal Deaths in the United Kingdom. BJOG 2011; 118: 1-201.

（大原玲子）

第5章 脊髄くも膜下硬膜外併用鎮痛法（CSEA）

1 手技

- 脊髄くも膜下硬膜外併用鎮痛法（combined spinal-epidural anesthesia：CSEA）は一般的には2つの方法がある。①同一棘間から needle-through-needle，すなわち硬膜外針の中を脊髄くも膜下針（脊麻針）を通して硬膜穿刺し，脊髄くも膜下鎮痛を行い（図5-1），その脊麻針を抜いた後に硬膜外カテーテルを留置する方法と，②異なる棘間から別々に脊麻針と硬膜外針を穿刺して，脊髄くも膜下鎮痛と硬膜外カテーテル留置を行う，いわゆる二カ所穿刺法とがある。
- Needle-through-needle 法では硬膜外腔と脊髄くも膜下腔とを同時に通過する線に沿って両方の針を刺さなければならないので，体位と穿刺に技術を要する。いくら抵抗消失法で硬膜外腔を確認できていても，硬膜外針が側方の硬膜外腔を穿刺しているようでは，needle-through-needle 法によって脊麻針を通しても脊髄くも膜下腔を穿刺できない[1]。そのためには側臥位よりも坐位の方が有利ともいえる。しかし一方で，坐位をとることで硬膜外腔の静脈叢は怒張しやすくなり，結果として硬膜外針で血管穿刺しやすくなる[2]。
- それに対して，二カ所穿刺法では，そのような正確な針の運用はそれほど必要ないので，脊髄くも膜下麻酔や硬膜外麻酔が普通に行える医師であれば実施は可能といえる。しかし通常は別の棘間（多くは二カ所のうち，頭側の棘間に硬膜外カテーテルを挿入した後に，尾側の棘間で脊髄く

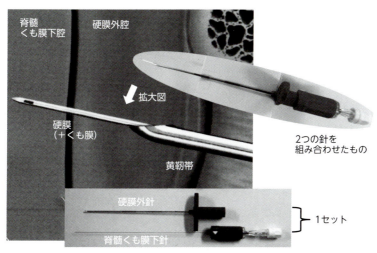

図5-1 脊髄くも膜下針を硬膜外針の内腔を通して脊髄くも膜下腔へ刺入する様子

表 5-1　CSEA 穿刺法の相違点

	一カ所穿刺法	二カ所穿刺法
適応	無痛分娩, 下肢・会陰部手術	下腹部手術 (まれに無痛分娩で)
手技	needle-through-needle	二カ所に別針を刺すので手間
脊麻針と硬膜針の選択	組み合わせが限定	組み合わせは自由
難易度	正確な技術が必要	脊麻,硬麻の個々の技術で左右される
手技に伴う合併症	一カ所穿刺分	それぞれの合併症 (一カ所穿刺のおよそ倍)

表 5-2　無痛分娩としての硬膜外鎮痛法と CSEA の差

	硬膜外鎮痛法単独	CSEA
手技	単純	複雑
難易度	硬麻の知識・技術が必要	脊麻,硬麻の知識・技術が必用
作用発現	緩徐	迅速
血圧低下	起こっても緩徐	起こりやすい
胎児一過性徐脈	比較的少ない (数%)	10%前後に発生
かゆみ (オピオイド併用時)	ややあり	高率に発生
硬膜穿刺後頭痛	1,000件に数件あり	硬膜外鎮痛と同程度あり
分娩時間	30分〜1時間遷延	硬膜外鎮痛同様遷延〜短縮

表 5-3　無痛分娩として CSEA が好ましくない症例

1. 施術者が CSEA に慣れていない場合
2. 施術者が硬膜外麻酔で帝王切開術を管理することに慣れていない場合
3. 妊婦の高度肥満
4. 臍帯の胎児頸部巻絡などにより胎児一過性徐脈を来しやすい場合

も膜下腔穿刺を行う)からアプローチをするので,二カ所に渡って針運用が行われる分,それに伴う合併症が起こりうる(表 5-1)。

2 利点と問題点

- CSEA が好まれる最大の利点は,作用発現が早いこと[3〜5],効果が確実であること[4,5]である。これは CSEA では順番として脊髄くも膜下鎮痛法が先行することを考えれば容易に理解できる。しかし逆に効果が早い分,副作用の発現も早く,迅速な対応ができないとかえってリスクが高くなることを認識すべきである。技術的にも硬膜外鎮痛単独で行うよりも難しいとされている(表 5-2)。
- 脊髄くも膜下鎮痛法を最小限の薬物で行い,スムーズに硬膜外鎮痛に移行させることができれば運動神経遮断も少なく,初産婦では分娩進行も逆に早いという報告もある[6]。
- CSEA を知るうえで,この鎮痛法がすべての妊婦に適応とはならない点を知っておく必要がある。そういう意味では,今でも無痛分娩のゴールドスタンダードは硬膜外鎮痛法であることは変わり

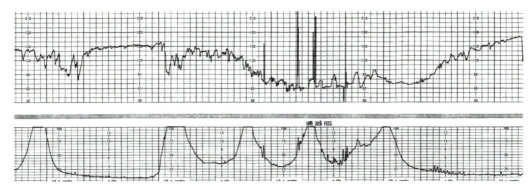

図 5-2　CSEA 後の胎児一過性徐脈
脊髄くも膜下鎮痛（ブピバカイン 2.5 mg＋フェンタニル 20 μg）後約 10 分で子宮収縮が過強となり，それに伴って見られた遷延一過性徐脈（自験例）

ない。CSEA が適応とならない症例を表 5-3 にまとめた。
- CSEA の最初は脊髄くも膜下鎮痛が効果を示しているので硬膜外鎮痛を必要としないが，この間に緊急帝王切開術が適応となった場合でも，硬膜外カテーテルを用いた硬膜外麻酔により手術が可能である[7]。しかしそのような場合にはまだ硬膜外鎮痛を開始していないので，その硬膜外カテーテルが有効に用いることができるかどうか確認していない。硬膜外腔に薬物を注入してみて有効でないと判断されてからの麻酔法は緊急時であれば全身麻酔となる。妊婦に対する全身麻酔は区域麻酔と比較してリスクが大きいので硬膜外カテーテルがいつでも有効に作用するかの確認が必要になる。したがって表 5-3 の症例では硬膜外鎮痛法単独である方が安全性が高いといえる。

3　CSEA において特に留意すべき点

1　低血圧

- 脊髄くも膜下鎮痛が先行するために作用発現が早く，血圧低下を来しやすい。一般手術のように 5 分ごとの血圧測定に慣れていると，血圧低下の開始を見逃し，気付いた時には慌てることもある。
- CSEA では脊髄くも膜下鎮痛開始直後から 15 分程度は最低でも 2 分ごとの血圧測定が勧められる。看護師・助産師の手間が増えるので自動血圧計などを利用するとよい。

2　胎児一過性徐脈

- 特に陣痛が激しい場合，急激に鎮痛されると胎児一過性徐脈が起こりやすいとされている。CSEA における発生頻度は硬膜外鎮痛より明らかに高いといわれていたが[8]，最近のように 0.1% 以下の低濃度の局所麻酔薬にオピオイドを併用した硬膜外鎮痛法における胎児一過性徐脈の発生頻度は CSEA とそれほど差がないとの報告もあり[9,10]，いまだ一過性徐脈と鎮痛の関連に関しては議論のあるところである[11]。
- 発生時期は，脊髄くも膜下鎮痛開始より 10〜20 分が圧倒的に多い（図 5-2）。鎮痛前から胎児一

過性徐脈を起こしている場合[12]や，鎮痛前後の疼痛閾値の差が大きい場合[13]には特に徐脈を助長しやすい。体位変換などで経過観察すると軽快することも多い。子宮の過収縮を伴う場合には塩酸リトドリンを500 μg静注する。海外では子宮血流の増加の目的も兼ねて塩酸エフェドリン4〜5 mgも使われる。いずれにしろCSEA直後の胎児一過性徐脈は文字通り"一過性"であり頻回に繰り返すものではないため，胎児機能不全の適応で緊急切開術となることはほぼない。したがって，これに対して慌てて緊急帝王切開の適応とするのは正しくなく，胎児一過性徐脈の見極めに経験を要する。

- 急速に激しい陣痛が解除されるため，アドレナリンの血中濃度が低下し，子宮収縮抑制作用が解除されることを証明した動物実験結果もあるが，現在までそれが主要機序かどうかは明らかでなく，詳しい機序は不明である。

3 穿刺硬膜からの硬膜外カテーテルの脊髄くも膜下腔への迷入

- 産科麻酔領域で脊髄くも膜下鎮痛を行う際には25 Gより細いペンシル型の脊麻針を用いるのが標準である。そのような針でneedle-through-needle法によって硬膜穿刺した穴から硬膜外カテーテルが脊髄くも膜下腔へ迷入するリスクはほとんどない[14]。しかし太い脊麻針を用いた場合，あるいは脊麻針からの脳脊髄液の流出を見逃して何度も硬膜穿刺したような場合には，穿刺硬膜からの硬膜外カテーテルの脊髄くも膜下腔への迷入の可能性もある。
- 硬膜外カテーテルの脊髄くも膜下腔への迷入は硬膜外カテーテル挿入時には起こらず，無痛分娩の経過途中で起こることもあるので，硬膜外鎮痛の開始後の局所麻酔薬投与は常に少量分割投与が原則である。

4 穿刺硬膜からの薬物の脊髄くも膜下腔への流入

- 硬膜外腔へ注入した薬物が穿刺硬膜を通して脊髄くも膜下腔へ流入することは理論的にはありうる。事実，局所麻酔薬を硬膜外腔へ注入した場合に，硬膜外鎮痛単独で管理した妊婦よりCSEAで管理した妊婦の方が，低濃度で効果的に薬物が効くことを経験する。しかし脳脊髄液中の局所麻酔薬濃度が高いかどうかは明らかでない。
- 硬膜外腔に投与された脂溶性オピオイド（フェンタニルなど）はもともと硬膜外腔と脊髄くも膜下腔の濃度差が高くないので，穿刺硬膜を介した流入がどれほどあるかははっきりしない。一方，硬膜外腔に投与された塩酸モルヒネなどの水溶性オピオイドは穿刺硬膜を介した流入があることが実験的に証明されている[15]。

5 脊麻針による硬膜穿刺後頭痛

- CSEAでは硬膜に穿孔があるので，理論上は硬膜外鎮痛法よりCSEAで硬膜穿刺後頭痛の発生が高いと考えられていた。しかし実際には両者の硬膜穿刺後頭痛の発生頻度には差が見られなかった[16]。CSEAの方が針の運用が慎重であることが理由と推測されている。

【文 献】

1) Rawal N, Holmström B, Van Zundert A, et al. The combined spinal-epidural technique. In : Textbook of obstetric anesthesia. Edited by Birnbach DJ, Gatt SP, Datta S. Churchill Livingstone, Philadelphia,

2000 ; pp.157-82.
2) Mhyre JM, Greenfield ML, Tsen LC, et al. A systematic review of randomized controlled trials that evaluate strategies to avoid epidural vein cannulation during obstetric epidural catheter placement. Anesth Analg 2009 ; 108 : 1232-42.
3) Collis RE, Davies DW, Aveling W. Randomised comparison of combined spinal-epidural and standard epidural analgesia in labour. Lancet 1995 ; 345 : 1413-6.
4) Gambling D, Berkowitz J, Farrell TR, et al. A randomized controlled comparison of epidural analgesia and combined spinal-epidural analgesia in a private practice setting : pain scores during first and second stages of labor and at delivery. Anesth Analg 2013 ; 116 : 636-43.
5) Hughes D, Simmons SW, Brown J, et al. Combined spinal-epidural versus epidural analgesia in labour. Cochrane Database Syst Rev 2003 ; (4) : CD003401.
6) Tsen LC, Thue B, Datta S, et al. Is combined spinal-epidural analgesia associated with more rapid cervical dilation in nulliparous patients when compared with conventional epidural analgesia? Anesthesiology 1999 ; 91 : 920-5.
7) 奥富俊之．無痛分娩から帝王切開術へ．奥富俊之, 加藤里絵, 天野　完編．緊急産科手術の麻酔に備える．東京：克誠堂出版，2014 ; pp.45-9.
8) Abrão KC, Francisco RP, Miyadahira S, et al. Elevation of uterine basal tone and fetal heart rate abnormalities after labor analgesia : a randomized controlled trial. Obstet Gynecol 2009 ; 113 : 41-7.
9) Skupski DW, Abramovitz S, Samuels J, et al. Adverse effects of combined spinal-epidural versus traditional epidural analgesia during labor. Int J Gynaecol Obstet 2009 ; 106 : 242-5.
10) Patel NP, El-Wahab N, Fernando R, et al. Fetal effects of combined spinal-epidural vs epidural labour analgesia : a prospective, randomised double-blind study. Anaesthesia 2014 ; 69 : 458-67.
11) Hattler J, Klimek M, Rossaint R, et al. The effect of combined spinal-epidural versus epidural analgesia in laboring women on nonreassuring fetal heart rate tracings : systematic review and meta-analysis. Anesth Analg 2016 ; 123 : 955-64.
12) Gaiser RR, McHugh M, Cheek TG, et al. Predicting prolonged fetal heart rate deceleration following intrathecal fentanyl/bupivacaine. Int J Obstet Anesth 2005 ; 14 : 208-11.
13) Cheng SL, Bautista D, Leo S, et al. Factors affecting fetal bradycardia following combined spinal epidural for labor analgesia : a matched case-control study. J Anesth 2013 ; 27 : 169-74.
14) Holmström B, Rawal N, Axelsson K, et al. Risk of catheter migration during combined spinal epidural block : percutaneous epiduroscopy study. Anesth Analg 1995 ; 80 : 747-53.
15) Swenson JD, Wisniewski M, McJames S, et al. The effect of prior dural puncture on cisternal cerebrospinal fluid morphine concentrations in sheep after administration of lumbar epidural morphine. Anesth Analg 1996 ; 83 : 523-5.
16) van de Velde M, Teunkens A, Hanssens M, et al. Post dural puncture headache following combined spinal epidural or epidural anaesthesia in obstetric patients. Anaesth Intensive Care 2001 ; 29 : 595-9.

〔奥富　俊之〕

第6章 傍頸管ブロック（PCB），陰部神経ブロック（PB）

A 傍頸管ブロック（paracervical block：PCB）

　腟上部，頸管，子宮下部からの求心性知覚神経を傍頸管神経節（Frankenhaeuser ganglion）のレベルでブロックする方法で，Gellert（1926年），Rosenfeld（1945年）の報告以来，手技が容易で良好な鎮痛効果が得られることから，分娩第1期の鎮痛目的で広く用いられてきた[1]。しかしながら局所麻酔薬投与後に高頻度に胎児徐脈（post PCB bradycardia：PPCBB）が出現すること，効果が60～90分と短時間であること，分娩第2期の体性痛はブロックできないことから現在では分娩時鎮痛に用いられることはほとんどなくなった。

1 手技

- タオルなどで右臀部を挙上して子宮を左方転位した仰臥位で腟鏡により腟円蓋部を指認し，4時・8時方向の円蓋部腟粘膜に23 GのKobak針を2～3 mm刺入して局所麻酔薬をそれぞれ片側に5～10 mLを投与する（図6-1, 2）。
- 3 mm以上の穿刺では静脈への取り込みが増加するので腟円蓋部粘膜に膨疹を作る程度の"superficial technique"がよいとされる[2]。

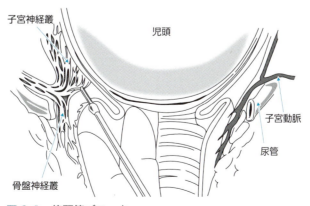

図6-1　傍頸管ブロック
子宮動脈に近接する3時・9時方向の部位を避けて，4時・8時方向の円蓋部腟粘膜下2～3 mmに局所麻酔薬を投与する

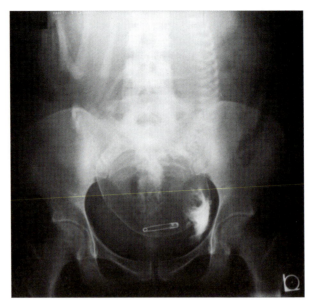

図 6-2　傍頸管ブロックでの局所麻酔薬の拡散

- 作用時間を延長する目的でのアドレナリンの添加や高濃度，多量の局所麻酔薬を用いるとPPCBB の頻度が高まるので 1％リドカインなどアミド型の低濃度局所麻酔薬を選択する。
- 内診指の誘導による操作での局所麻酔薬投与も可能であるが，針先が数 mm 程度しか突出しないような穿刺針を用いない限り腟粘膜下 2〜3 mm に刺入することは困難である。
- 児頭が下降し，子宮頸部が展退し子宮口が 8 cm 以上開大しているような状況では胎児頭へ直接穿刺とならないよう慎重に実施する必要がある。

2　鎮痛効果

- 選択的分娩誘発を行った合併症のない経産婦を対象にした検討[3]では PCB47 ブロックの 83％で鎮痛効果が得られ 26％でほぼ完全に産痛が消失したが 16％はブロック後に鎮痛効果は得られなかった。Palomaki ら[4]は分娩経過が順調な 341 症例を対象に 0.25％ブピバカイン 10 ml による PCB の鎮痛効果を前方視的に検討し，47％で良好な鎮痛〔PCB 後 30 分以内に VAS（visual analogue scale）が 50％以上の低下〕が得られたと報告している。初産婦，PCB 前の VAS が 8 以上，経験ある産科医が実施した場合に良好な鎮痛効果が得られたが，12％の症例は鎮痛効果が得られずに硬膜外鎮痛法あるいは脊髄くも膜下鎮痛法が必要になっている。
- 117 症例を対象にした無作為比較試験[5]では PCB 群（0.25％ブピバカイン 12 mL）の鎮痛効果はメペリジン群（75 mg 筋注）より良好で投与後 60 分間は 78％の症例でほぼ痛みが消失している（メペリジン群は 31％）が，PCB 群（0.25％ブピバカイン 10 mL）と脊髄くも膜下単回投与群（ブピバカイン 2.5 mg＋スフェンタニル 2.5 μg）の無作為比較試験では PCB 群の鎮痛効果は脊髄くも膜下単回投与群に比べて明らかに劣ることが示されている[6]。

3 母体のリスク

- 局所麻酔薬中毒の初発症状には十分に留意する必要があり局所麻酔薬の血管内投与，過量投与を避ける必要がある。
- 穿刺時の迷走神経反射による失神発作，仙骨神経叢の損傷，裂傷，血腫形成，膿瘍などの母体合併症はきわめてまれであり[1]，PCBが分娩経過，分娩様式，母乳哺育に影響することはない。

4 胎児・新生児のリスク

- 1970年代中ごろまでは胎児への誤穿刺による胎児死亡例の報告がみられたが，PCBでもっとも問題となるのはPPCBBである。通常は局所麻酔薬投与後2〜10分で胎児心拍数の低下がみられ5〜10分間持続する遷延一過性徐脈であるがまれに徐脈が遷延する場合もあり得る。
- PPCBBの頻度は穿刺手技，選択する局所麻酔薬，徐脈の定義によっても異なるが15％程度とされる[1]。
- PPCBBの原因は子宮頸部の操作，児頭圧迫による迷走神経反射，局所麻酔薬による胎児中枢神経・心筋の抑制，子宮動脈の攣縮・子宮筋過緊張による絨毛間血流減少などが推測されている[3]。47ブロックの検討[3]ではPCB後30分までにいわゆる"bradycardia"（遷延一過性徐脈）が5ブロック後，11％（図6-3）に変動あるいは遅発一過性徐脈の出現もしくは増悪化が8ブロック後，17％にみられた（図6-4）。"bradycardia"は局所麻酔薬投与後3〜14分で出現し5〜8分間持続した。5ブロック中4ブロック後は基線細変動の減少を伴い，1ブロック後は明らかに子宮収縮頻度，静止圧の増加に伴う一過性徐脈であった。一過性徐脈がみられた8ブロック中2ブロック後に基線細変動減少を伴った軽度遅発一過性徐脈がみられ，6ブロック後には変動一過性徐脈あるいは遅発一過性徐脈が多くは基線細変動の増加に引き続いてみられた。4ブロック後の一過性徐脈は子宮収縮頻度，あるいは静止圧の増加に伴う変化であった。PCB前10分間の胎児心拍数所見で一過性頻脈がなく，基線細変動が5 bpm以下の場合にはPCB後に一過性徐脈の出現頻度が高かった（10/21, 47.6％ vs 3/26, 11.5％, $p<0.025$）。
- Baxiら[7]はPCB前後の胎児$tcPO_2$をモニタリングし，PCB前に$22.2±0.67$ mmHgであった$tcPO_2$は子宮収縮の増強に伴いPCB後5分で低下し11.5分で$7.2±1.4$ mmHgと最低値となり次第にコントロールのレベルに戻るとし，絨毛間血流減少に起因する低酸素負荷の可能性を示唆している（図6-5）。
- 妊娠ヒヒの実験では[8]PCB後に73％の母獣で子宮筋活動の亢進と子宮血流の減少がみられ正常胎仔の33％，アシドーシスの状態ではすべての胎仔で徐脈がみられたと報告されている。臨床で用いる濃度の局所麻酔薬が子宮収縮に及ぼす影響はないとされる[9]が子宮頸部近くに投与された局所麻酔薬は速やかに吸収され子宮筋過収縮に関与する可能性は否定できない[7,8,10]。また疼痛除去により母体血中アドレナリン値は減少する[11]ことから，アドレナリンの子宮収縮抑制作用が解除されることも子宮筋過収縮の原因と考えられる。
- in vitroでブピバカインは濃度依存性に子宮動脈を攣縮する可能性があり[13]，超音波パルスドプラ法による子宮動脈血管抵抗指数値（pulsatility index：PI）はPCB（ブピバカイン25 mg投与）

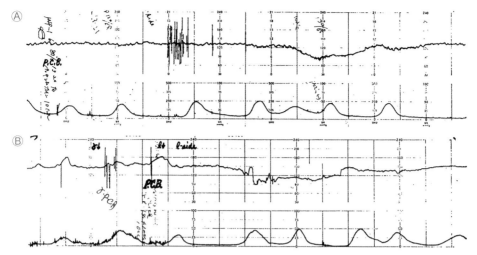

図 6-3　PCB 後の"bradycardia"（遷延一過性徐脈）
Ⓐ PCB 9 分後に"bradycardia"が，子宮収縮頻度の増加に伴って出現．40 分後に経腟分娩で 3,290 g，アプガースコア 10 の男児を娩出．臍帯動脈血 pH7.27．
Ⓑ PCB 3 分後に"bradycardia"が出現．一過性頻脈，基線細変動の減少がみられる．96 分後に 3,395 g，アプガースコア 10 の男児を鉗子娩出術で娩出．臍帯動脈血 pH7.29．

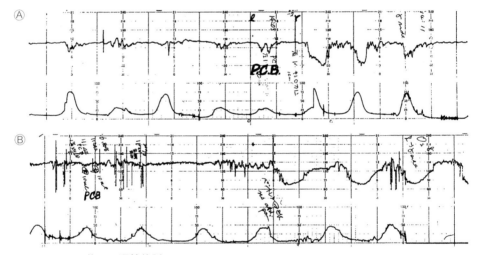

図 6-4　PCB 後の一過性徐脈
Ⓐ PCB 直後より基線細変動の増加を伴って変動一過性徐脈が出現，24 分後に経腟分娩で 2,323 g，アプガースコア 10 の女児を娩出．臍帯動脈血 pH7.24，臍帯頸部巻絡 1 回．
Ⓑ PCB 6 分後に基線細変動の増加に引続いて遅発一過性徐脈が出現．酸素投与で改善，45 分後に吸引娩出術で 2,678 g，アプガースコア 9/10 の男児を娩出．臍帯動脈血 pH7.28，臍帯頸部巻絡 2 回．

後に上昇する[13]ことからも局所麻酔薬により子宮動脈が攣縮する可能性が示唆されている．
- PPCBB の原因の詳細は不明であるが，局所麻酔薬投与後の子宮筋過緊張と子宮動脈の攣縮が相まって絨毛間血流が減少し，一過性に胎児低酸素症が惹起された結果と推察される．

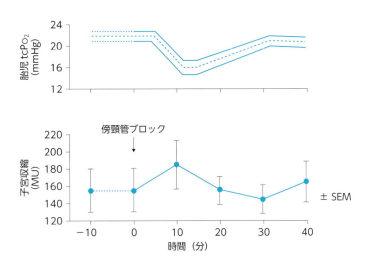

図 6-5 傍頸管ブロック後の胎児 tcP_{O_2} と子宮収縮
傍頸管ブロック後に子宮筋活動の亢進に伴って胎児 tcP_{O_2} の低下がみられる。
(Baxi LV, Petrie RH, James LS. Human fetal oxygenation following paracervical block. Am J Obstet Gynecol 1979；135：1109-12 より改変引用)

5 新生児への影響

- Shnider ら[14]は 845 ブロックで 24％のブロック後に PPCBB がみられ胎児心拍に変化がみられなかった例に比べて新生児抑制の頻度が高かったと報告している。PPCBB が 10 分以上持続すればアシドーシスに繋がる可能性があるが[15]，Carlsson ら[16]は PPCBB がみられた症例の新生児予後は良好であったと報告している。
- PCB 後に胎児徐脈がみられた症例の臍帯動脈血 pH は 7.29±0.05 と胎児徐脈のみられなかった症例の 7.31±0.05，非鎮痛のコントロール症例の 7.30±0.03 と差はみられなかった[3]。
- PCB による鎮痛例の NACS（neurological and adaptive capacity score）による出生 3〜6 時間，生後 4 日目の新生児神経行動評価に硬膜外鎮痛例，非鎮痛のコントロール例と差はみられず[17]，局所麻酔薬が新生児に影響を及ぼすことはないと考えられる。

B 陰部神経ブロック（pudendal block：PB）

陰部神経叢は第 2〜4 仙骨神経の前枝からなる神経叢でその枝は骨盤内臓器，会陰部に分布する。最大の枝が陰部神経で腟下部および会陰からの神経線維を集め，坐骨棘の後下内側方を通過し，下直腸神経，会陰神経，陰核背神経の 3 枝に分かれて分布する。陰部神経をブロックすることで分娩第 2 期の腟，会陰の伸展に伴う体性痛を軽減・除去できる。

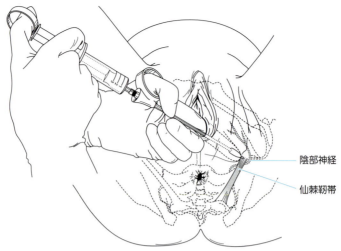

図 6-6 陰部神経ブロック後の胎児 tcPo₂と子宮の収縮
内診指により坐骨棘を触れ Kobak 針を 1〜1.5 mm 刺入し仙棘靱帯の後下内方向に局所麻酔薬を投与する。

1 手技

- 左内診指で左側の坐骨棘先端を触れ，Iowa trumpet 針あるいは Kobak 針を後下内側方に向けて 1〜1.5 cm 刺入し，坐骨棘の後下側方の仙棘靱帯，仙結節靱帯，内閉鎖筋からなる三角形の頂点に局所麻酔薬を注入する（図 6-6）。陰部動静脈が近いので局所麻酔薬注入に先立ち必ず吸引試験を行って血液が吸引されないことを確認する必要がある。右側は右内診指の誘導で左側同様にアプローチする。
- 0.5％ブピバカイン，2％リドカインなど高濃度の局所麻酔薬は避け，片側に 1％リドカイン 7〜10 mL を投与する。アドレナリンの添加は鎮痛効果を高めるとする報告[18]と添加の有無で効果に差はみられないとの報告がある[19]。

2 リスクと問題点

- 子宮収縮，頸管開大に伴う内臓痛はブロックできないので分娩第 1 期の鎮痛効果は期待できない。分娩第 2 期の鎮痛，骨盤底筋群の弛緩に有用であるが効果は手技により一定ではなく両側の成功率は 50％程度とされる[20]。
- 局所麻酔薬の吸収は速やかで，1％リドカイン 20 mL 投与後 5 分以内にリドカインは母体静脈血中，胎児頭皮血中で同定され，血中濃度のピークは 10〜20 分とされるので[21]，過量投与による局所麻酔薬中毒には十分に留意する必要がある。
- 穿刺部の損傷，感染，血腫などの母体リスクはまれである。また胎児のリスクは直接児頭への穿刺を避けて慎重に行う限りは問題にはならず神経行動評価にも影響は及ばない[22]。

【文 献】

1) Rosen MA. Paracervical block for labor analgesia: A brief historic review. Am J Obstet Gynecol 2002; 186: S127-30.
2) Jägerhorn M. Paracervical block in obstetrics. An improved injection method. A clinical and radiological study. Acta Obstet Gynecol Scand 1975; 54: 9-27.
3) 天野　完, 西島正博, 島田信宏, ほか. 産科麻酔法としての paracervical block と胎児心拍数所見. 周産期医 1984; 14: 137-43.
4) Palomäki O, Huhtala H, Kirkinen P. What determines the analgesiac effect of paracervical block? Acta Obstet Gynecol Scand 2005; 84: 962-66
5) Jensen F, Qvist I, Brocks V, et al. Submucous paracervical blockade compared with intramuscular meperidine as analgesia during labor: a double-blind study. Obstet Gynecol 1984; 64: 724-7.
6) Junttila EK, Karjalainen PK, Ohtonen PP, et al. A comparison of paracervical block with single-shot spinal for labour analgesia in multiparous women: a randomized controlled trial. Int J Obstet Anesth 2009; 18: 15-21.
7) Baxi LV, Petrie RH, James LS. Human fetal oxygenation following paracervical block. Am J Obstet Gynecol 1979; 135: 1109-12.
8) Morishima HO, Covino BG, Yeh MN, et al. Bradycardia in the fetal baboon following paracerviacl block anesthesia. Am J Obstet Gynecol 1981; 140: 775-80.
9) Fanning RA, Campion DP, Collins CB, et al. A comparison of the inhibitory effects of bupibacaine and levobupibacaine on isolated human pregnant myometrium contractility. Anesth Analg 2008; 107: 1303-7.
10) Greiss FC, Still JG, Anderson SG. Effects of local anesthetic agents on the uterine vasculatures and myometrium. Am J Obstet gynecol 1976; 124: 889-99.
11) Cascio M, Pygon B, Bernett C, et al. Labour analgesia with intrathecal fentanyl decreases maternal stress. Can J Anesth 1997; 44: 605-9.
12) Norén H, Lindblom B, Kallfelt B. Effects of bupivacaine and calcium antagonists on human uterine arteries in pregnant and non-pregnant women. Acta Anaesthesiol Scand 1991; 35: 488-91.
13) Manninen T, Aantaa R, Salonen M, et al. A comparison of the hemodynamic effects of paracervical block and epidural anesthesia for labor analgesia. Acta Anaesthesiol Scand 2000; 44: 441-5.
14) Shnider SM, Asling JH, Holl JW, et al. Paracervical block anesthesia in obstetrics. Ⅰ. Fetal complications and neonatal morbidity. Am J Obstet Gynecol 1970; 107: 619-25.
15) Freeman RK, Gutierrez NA, Ray ML, et al. Fetal cardiac response to paracervical block anesthesia. Part Ⅰ. Am J Obstet Gynecol 1972; 113: 583-91.
16) Carlsson BM, Johansson M, Westin B. Fetal heart rate pattern before and after paracervical anesthesia: A prospective study. Acta Obstet Gynecol Scand 1987; 66: 391-5.
17) 天野　完, 西島正博, 新井正夫. 局麻剤が胎児心拍数・新生児 neurobehavior に及ぼす影響. 日産婦誌 1985; 37: 2291-9.
18) Langhoff-Roos J, Lindmark G. Analgesia and maternal side effects of pudendal block at delivery: A comparison of three local anesthetics. Acta Obstet Gynecol Scand 1985; 64: 269-73.
19) Schierup L, Schmidt JF, Jensen AT, et al. Pudendal block in vaginal deliveries: Mepivacaine with and without epinephrine. Acta Obstet Gynecol Scand 1988; 67: 195-7.
20) Scudamore JH, Yates MJ. Pudendal block-a misnomer? Lancet 1966; 1: 23-4.
21) Zador G, Lindmark G, Nilsson BA. Pudendal block in normal vaginal deliveries. Clinical efficacy, lidocaine concentrations in maternal and foetal blood, foetal and maternal acid-base values and influence on uterine activity. Acta Obstet Gynecol Suppl 1974; 34: 51-64.
22) Merkow AJ, McGuinness GA, Erenberg A, et al. The neonatal neurobehavioral effects of bupivacaine, mepivacaine, and 2-chloroprocaine used for pudendal block. Anesthesiology 1980; 52: 309-12.

〈天野　完〉

第7章 硬膜外鎮痛法が分娩経過に及ぼす影響

1 選択的分娩誘発の是非

- 胎児がwell-beingで医学的適応がない限り陣痛発来を待機するのが分娩管理の基本であり，無痛分娩を希望する場合も陣痛発来後に硬膜外鎮痛法を提供できるような体制が望ましい。しかしながら24時間対応できる医療施設は限られ，多くの施設は選択的分娩誘発を考慮せざるを得ない。

- 妊娠正期の初産42,950例を対象にした後方視的検討では選択的分娩誘発例の帝王切開率は26.5％と自然陣発例の12.5％に比べて約2倍の高頻度で[1]，特にビショップスコア5点以下の頸管熟化が不十分な例に分娩誘発を行うと帝王切開のリスクが高まる[2,3]。またオキシトシンによる分娩誘発例（N＝675）は陣痛発来後の促進例（N＝996）に比べてより早期に硬膜外鎮痛を希望する傾向がみられ，帝王切開率は有意に高頻度（p＝0.008）となる[4]。

- 北里大学病院周産母子成育医療センターで妊娠正期に選択的分娩誘発を行った初産婦2,803例（65％が硬膜外鎮痛法，30％が全身投与法による無痛分娩）の周産期予後に関する後方視的検討[5]では40週以降の自然・促進例は誘発例に比べて1分後アプガースコア＜7，臍帯動脈血pH＜7.20，NICU管理例の頻度が有意に高かった（表7-1）。また胎児機能不全による帝王切開の頻度は4.1％と誘発例の1.1％に比べて高頻度であった（表7-1）。一方，分娩停止・遷延による帝王切開の頻度は40週未満の誘発例，40週以降の誘発例でそれぞれ8.0％，16.2％と40週未満，40週以降の自然・促進例のそれぞれ5.0％，8.7％に比べて有意に高頻度であった（表7-1, 2）。40週以降の新生児予後は40週未満に比べて不良であり，頸管所見が良好で分娩誘発の要約を満たせば39〜40週での分娩誘発によりそのリスクを回避しうる可能性があるが，初産婦の分娩誘発ではいわゆる難産（分娩遷延，停止）による帝王切開の頻度が高まる可能性[1〜5]に十分に留意する必要がある。

- ヒトの分娩発来機序はいまだ不明であり分娩誘発のタイミングは臨床的な判断によらざるを得ない。分娩誘発の要約は在胎週数が明確で，分娩準備状態が確認できること，すなわち不規則な妊娠陣痛（Braxton-Hicks収縮）を認め，頸管熟化が確認できることである。

- 無痛分娩を行うために要約を満たさない無理な分娩誘発を初産婦に行えば介入に伴う負の連鎖から母児の予後に重篤な問題が生じる可能性が否定できない（図7-1）ので頸管熟化が不十分（ビショップスコア≦5点）な場合はできるだけ40週未満の分娩誘発は避けるのが望ましい。十分な頸管熟化を待って分娩誘発日を決める場合は，破水や陣痛発来による予定外の入院で無痛分娩を希望しても提供できない可能性について産婦の理解を得ておく必要がある。

- 40週以降は待機的管理によっても頸管熟化が促進されない可能性が高いのでPGE$_2$，ミニメトロ®による前処置を行ったうえでの分娩誘発を考慮する（図7-2）。現状では頸管熟化不全の対応策

表 7-1　40 週以降（初産）の選択的分娩誘発と周産期予後
(北里大学病院周産母子成育医療センター，1994〜1998 年，n=719)

	誘発 (376 例)	自然・促進 (343 例)	p
帝王切開			
胎児機能不全	4 (1.1)	14 (4.1)	<0.01
分娩停止・遷延	61 (16.2)	30 (8.7)	<0.05
1 分後アプガースコア<7	7 (1.9)	19 (5.5)	<0.01
臍帯動脈血 pH<7.20	21 (5.6)	60 (17.5)	<0.001
NICU 入室	3 (0.8)	17 (5.0)	<0.001

例数（%）

表 7-2　40 週未満（初産）の選択的分娩誘発と周産期予後
(北里大学病院周産母子成育医療センター，1994〜1998 年，n=2,084)

	誘発 (1,149 例)	自然・促進 (935 例)	p
帝王切開			
胎児機能不全	8 (0.7)	14 (1.5)	NS
分娩停止・遷延	92 (8.0)	47 (5.0)	<0.01
1 分後アプガースコア<7	36 (3.1)	30 (3.2)	NS
臍帯動脈血 pH<7.20	128 (11.1)	157 (16.8)	<0.001
NICU 入室	39 (3.4)	36 (3.9)	NS

例数（%）

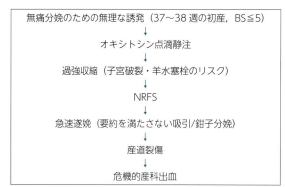

図 7-1　医療介入に伴う負の連鎖

▶選択的分娩誘発
　39〜40 週（B. S.≧6，子宮収縮≧1/30 分）
▶頸管熟化不全例（40 週≦）
　PM 7：00　ミニメトロ 40 mL
　AM 5：00〜8：00　PGE$_2$×4
　AM 8：30　硬膜外カニュレーション
　AM 9：00　オキシトシン点滴静注

図 7-2　分娩誘発の実例

は PGE$_2$ 経口薬，ミニメトロ® やダイラパン® による物理的な頸管開大以外にないが，今後は治療薬の開発とビショップスコアに代わる頸管熟化の客観的評価法の確立が望まれる．

2　分娩第 1 期

● 分娩経過の評価にはフリードマン（頸管開大）曲線[6]がしばしば用いられる．頸管開大の推移が正常経過を示す S 字状パターンから逸脱する場合には分娩 3 要素のいずれに問題があるのかを検索のうえ適切な介入が必要になる．頸管開大，児頭下降の遷延，停止がみられる場合には分娩異

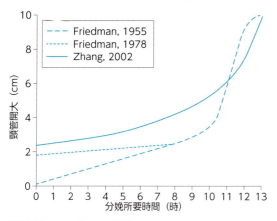

図7-3 Friedman曲線
(Zang J, Troendle JF, Yancy M. Reassessing the labor curve in nulliparous women. Am J Obstet Gynecol 2002；187：824-8 より引用)

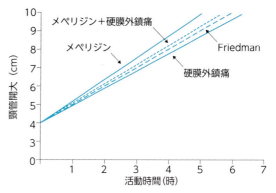

図7-4 無痛分娩と頸管開大
(Alexander JM, Sharma SK, McIntire DD, et al. Epidural analgesia lengthens the Friedman active phase of labor. Obstet Gynecol 2002；100：46-50 より引用)

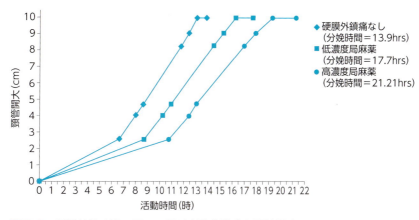

図7-5 硬膜外鎮痛法で用いる局所麻酔薬濃度と頸管開大
(Thompson TT, Thorp JM, Mayer D, et al. Does epidural analgesia cause dystocia? J Clin Anesth 1998；10：58-65 より引用)

常（いわゆる難産）の適応で帝王切開術を考慮することになる。

- Zangら[7]は初産1,162例（硬膜外鎮痛例48％）の検討でFriedmanの報告[6]（500例の検討でオキシトシン使用9％，硬膜外鎮痛9％）に比べて頸管開大，児頭下降は緩徐でdeceleration phaseは存在しないと報告しており硬膜外鎮痛法の影響が否定できないことを報告している（図7-3）。
- 硬膜外鎮痛法による分娩ではメペリジンの静脈投与による無痛分娩例に比べて頸管開大は緩徐で分娩時間は延長し[8]（図7-4），オキシトシンの使用頻度が高く，特に0.25％以上の高濃度局所麻酔薬を用いた場合は顕著である[9]（図7-5）。
- 硬膜外鎮痛法による無痛分娩では分娩時間が延長し，帝王切開，器械分娩の頻度が増加する可能性が危惧される（図7-6）。硬膜外鎮痛により血漿オキシトシン濃度の低下[10]，$PGF_{2\alpha}$遊離が抑制される可能性が[11]示唆されているが，臨床で用いる濃度のブピバカイン，レボブピバカインが子宮筋収縮を抑制することはなく[12]，分娩第1期の子宮筋活動は硬膜外鎮痛の有無で差はみられない[13]。

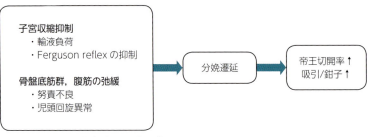

図 7-6　硬膜外鎮痛法と分娩予後

表 7-3　無痛分娩と分娩予後
(北里大学病院周産母子成育医療センター)

	硬膜外鎮痛 (n=886)	"バランス麻酔" (n=159)	p
第1期時間 (分)	436±256	367±180	<0.001
第2期時間 (分)	76±65	30±34	<0.001
回旋異常	77 (8.7%)	5 (3.1%)	<0.05
吸引・鉗子	555 (73.9%)	37 (23.3%)	<0.05
帝王切開	68 (7.7%)	14 (8.8%)	NS

- 局所麻酔薬のボーラス投与に先立つ 1,000 mL の輸液負荷により下垂体後葉からの ADH 分泌低下とともにオキシトシン分泌が低下する可能性が示唆される[14]が，一過性の変化であり，むしろ疼痛解除に伴うアドレナリン分泌の低下からしばしば一過性に子宮筋過収縮がみられる[15]。
- メタアナリシスでは分娩第1期時間は 42 分，第2期時間は 14 分延長し[16]，コクランレヴュー[17]では硬膜外鎮痛法により分娩第2期時間は 15 分延長するが分娩第1期時間は硬膜外鎮痛群と非鎮痛群で差はみられていない。
- 北里大学病院周産母子成育医療センターで選択的分娩誘発を行った妊娠正期の初産例を対象にした後方視的検討では硬膜外持続鎮痛法による無痛分娩例は全身投与法（"バランス麻酔"）による無痛分娩例に比べ分娩第1期時間，第2期時間は有意に延長したが分娩誘発-分娩時間が8時間以上の頻度は区域鎮痛群と全身投与群で差はみられず分娩異常による帝王切開術の頻度には両群間で差はみられなかった（表 7-3）。
- 硬膜外鎮痛法と帝王切開の関連に関しては Thorp ら[18]が硬膜外鎮痛群（ブピバカイン＋フェンタニル）の帝王切開率はメペリジン静脈投与群に比べて 12 倍の高頻度であると報告した。硬膜外鎮痛法と分娩異常との関連が論議されたが，Thorp らの報告は統計的処理，選択バイアスなどの問題が指摘され，その後の数多くの集団ベース研究，無作為化試験で硬膜外鎮痛法により帝王切開率が増加することはないとのコンセンサスが得られている[16,17]（表 7-4, 5, 図 7-7）。
- 分娩予後と硬膜外鎮痛法との関連を検討する際には硬膜外鎮痛法を希望する例には痛みに弱い産婦，初産，高齢，BMI 高値，relative CPD，児頭回旋異常などで帝王切開となる可能性が高い例が含まれることに留意する必要がある。経腟分娩となった例の MLAC(minimum local analgesic concentration) は帝王切開となった例に比べ有意に低く，疼痛の程度が強いほど帝王切開となる頻度は高い[19]。また分娩異常となる例は早期より疼痛を訴えて硬膜外鎮痛を希望し，疼痛緩和にはより高濃度の局所麻酔薬が必要になる可能性が示唆されている[20]。

表7-4 硬膜外鎮痛法と帝王切開率（無作為化試験）

	硬膜外鎮痛	オピオイド	p
Thorp, 1993	16.7%	2.2%	<0.05
Bofill, 1997	4.0%	3.0%	NS
Clark, 1998	9.6%	13.6%	NS
Loughan, 2000	12.0%	13.0%	NS
Howell, 2001	7.0%	9.0%	NS
Sharma, 2002	6.0%	7.0%	NS

表7-5 硬膜外鎮痛法導入前後の帝王切開率の変化（集団ベース研究）

	導入前		導入後		p
	硬膜外鎮痛法	帝王切開率	硬膜外鎮痛法	帝王切開率	
Bailey & Howard, 1983	0%	7%	27%	9%	NS
Gribble & Meier, 1991	0%	9%	47%	8%	NS
Jhonson & Rosenfeld, 1995	21%	18%	71%	17%	NS
Lyon, 1997	13%	12%	59%	10%	NS
Fogel, 1998	1%	9%	29%	10%	NS
Yancey, 1999	1%	19%	59%	19%	NS
Impey, 2000	10%	4%	57%	4%	NS
Zhang, 2001	1%	14%	84%	12%	NS

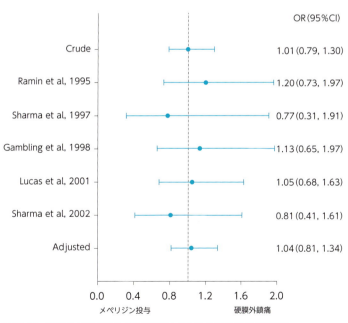

図7-7 硬膜外鎮痛法と帝王切開に関する無作為比較試験
(Sharma SK, McIntire DD, Wiley J, et al. Labor analgesia and cesarean delivery: an individual patient meta-analysis of nulliparous women. Anesthesiology 2004; 100: 142-8より引用)

3 分娩第 2 期

- 硬膜外鎮痛法による運動神経遮断の程度が強ければ努責感覚が鈍麻し十分に努責できないこと，骨盤底筋群の弛緩により児頭回旋異常の頻度が高いことから分娩第 2 期時間は延長する可能性がある。
- 北里大学病院周産母子成育医療センターの区域鎮痛法（硬膜外鎮痛法，脊髄くも膜下硬膜外併用鎮痛法）による初産 584 例を対象にした後方視的検討では分娩第 2 期時間が 120 分以内の例が 42％，120〜180 分が 36％，180 分以上が 22％であった（図 7-8）。
- 初産の分娩第 2 期時間の中央値（95％tile 値）は硬膜外鎮痛なし群は 47 分（197 分），硬膜外鎮痛あり群は 120 分（336 分），経産の硬膜外鎮痛なし群は 14 分（81 分），硬膜外鎮痛あり群は 38 分（225 分）で硬膜外鎮痛法により分娩第 2 期時間は延長するとの報告がある[21]。
- 米国産婦人科は硬膜外鎮痛法による分娩では分娩第 2 期遷延を初産で 3 時間以上，経産は 2 時間以上と規定してきたが 2012 年にさらに 1 時間の延長を許容し初産 4 時間以上，経産 3 時間以上としている[22]（表 7-6）。分娩第 2 期時間が 120 分以上では産科手術，産道裂傷，後産期出血，産褥感染などの頻度が増加するが胎児心拍数陣痛図モニタリングで胎児が reassuring status であれば分娩第 2 期時間が延長しても臍帯動脈血 pH，5 分後アプガースコア，NICU 入室頻度とは関連しない[23]。しかしながら 4 時間以上では帝王切開（OR 5.7），器械分娩（OR 2.8），第 3，4 度裂傷（OR 1.3），絨毛膜羊膜炎の頻度（OR 1.8）は有意に増加する[24]。
- 分娩第 2 期時間の遷延を回避する目的で硬膜外鎮痛を中止しても分娩第 2 期時間，器械分娩率に差はみられない[25]。また分娩第 2 期に局所麻酔薬を中止しフェンタニル単独としても除痛効果が劣るだけで分娩第 2 期時間，器械分娩の頻度に差はみられず分娩予後の改善には繋がらない[26,27]。硬膜外鎮痛法による分娩では分娩第 2 期時間は有意に延長し器械分娩の頻度が高いが[28,29]，オキシトシンの点滴静注によっても器械分娩率は減少しないことが示されている[30]。
- 硬膜外鎮痛法による分娩では痛みから解放されるために不随意の努責が困難であり，子宮収縮に合わせて努責のタイミングを指導する必要がある。自発的な努責群と努責を指導した群の検討では硬膜外鎮痛の有無に係わらず，自発的な努責群では自然経腟分娩の頻度は高いが分娩第 2 期時間，会陰切開・裂傷の頻度，新生児予後（5 分後アプガースコア＜7，NICU 入室）には両群で差はみられない[31]。子宮口全開大後 60 分以上で努責を開始した群（delayed pushing）と 30 分以内に開始した群（early pushing）での周産期予後の検討では delayed group は高齢，分娩誘発・促進，糖尿病合併，硬膜外鎮痛法と関連し，分娩第 2 期時間，努責時間，帝王切開（OR 1.86），器械分娩（OR 1.26），出血（OR 1.43），輸血（OR 1.51）の頻度は early group に比べて高頻度である[32]。
- 胎児が well being である限り分娩第 2 期時間を短縮する目的で早期に介入する必要はないが，3 時間を過ぎると新生児予後は不良であり[33]（表 7-7），児頭下降の程度，回旋，胎児心拍数所見を勘案したうえで適切な時期に努責のタイミングを指導し適応があれば器械分娩による介入により児娩出を考慮する必要がある。
- 北里大学病院周産母子成育医療センターで経腟分娩を試みた妊娠正期，単胎，頭位 1,238 例の検討では 680 例（68％）が区域鎮痛法による分娩管理例で，器械分娩例は 253 例（30％）であった。器械分娩の適応の多くは努責不良，胎児心拍数所見による選択的介入で 220 例（87％）に子

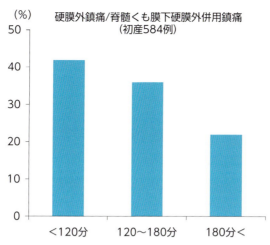

図 7-8 区域鎮痛法と分娩第 2 期時間
(北里大学病院周産母子成育医療センター)

表 7-6 分娩第 2 期遷延の定義

区域鎮痛法	ACOG 2003 初産	経産	Workshop 2012 初産	経産
NO	>2h	>1h	>3h	>2h
YES	>3h	>2h	>4h	>3h

表 7-7 分娩第 2 期時間と児の予後

	<3 時間 n=20,502 (93)	3-4 時間 n=1062 (5)	4 時間< n=427 (2)	p 値
帝王切開	485 (2.3)	445 (42)	368 (86)	<.001
NRFS	309 (1.5)	102 (10)	43 (10)	<.001
dystocia	176 (0.8)	343 (32)	325 (76)	<.001
5 分後アプガースコア<4	14 (0.1)	3 (0.3)	2 (0.5)	<.001
痙攣	23 (0.1)	8 (0.8)	3 (0.7)	<.001
挿管	50 (0.2)	7 (0.7)	7 (1.6)	<.001
新生児死亡	3 (0.001)	0	0	NS
NICU 管理	150 (0.7)	22 (2.1)	8 (1.9)	<.001
臍帯動脈血 pH<7.1	566 (3)	42 (4)	15 (4)	.014
$pCO_2 \geq 78.3$ mmHg	414 (2.1)	25 (2.6)	16 (4)	.023
$BE \geq 16$ mmol/L	225 (1.1)	22 (2.3)	6 (1.5)	.004

n (%)

(Bleich AT, Alexander JM, McIntire DD, et al. An analysis of second-stage labor beyond 3 hours in nulliparous women. Am J Perinatol 2012；29：717-22 より引用)

宮底圧迫法を併用した。子宮底圧迫法により正常経腟分娩例では非施行例に比べて出血量が多い傾向がみられたが，器械分娩例では子宮底圧迫法の有無で差はみられず，母体予後，新生児予後にも両群で差はみられなかった[34]。

4 児頭回旋異常

- 児頭回旋異常には骨盤形態，経産回数，在胎週数，体型指数（body mass index：BMI），胎児体重，分娩誘発の有無，オキシトシン使用の有無，胎盤付着位置，人工破膜の有無・時期など様々な要因が関与する。Sizer らは初産婦 16,781 例の検討で後方後頭位分娩の頻度は 4.6％で胎児体重（OR 1.18），硬膜外鎮痛法（OR 2.21），オキシトシンによる分娩促進（OR 1.44）が関連したと報告している[35]。硬膜外鎮痛法により骨盤底筋群が弛緩することで児頭の第 2 回旋が妨げられる可能性があるが鎮痛開始の時期，選択する局所麻酔薬の濃度によっても異なり，また対象例が児頭回旋異常のために痛みが強く硬膜外鎮痛法を要求した可能性もあるので回旋異常との関連に関する評価には注意を要する。
- 硬膜外鎮痛法と児頭回旋異常との関連はみられないとの報告がみられる[36,37]が，Leighton ら[38]のメタアナリシスでは硬膜外鎮痛法による分娩例の児頭回旋異常の頻度は非鎮痛群の 2 倍である。
- 選択的分娩誘発例を対象にした検討[39]では区域鎮痛群（硬膜外鎮痛法，脊髄くも膜下硬膜外併用鎮痛法）の児頭回旋異常の頻度は 7.8％と，非区域鎮痛群の 2.0％に比べ 4 倍の高頻度であり（表 7-8），Lieberman ら[40]の前向きコホート研究でも後方後頭位分娩の頻度は硬膜外鎮痛法群で 12.9％と非鎮痛群の 3.3％に比べ 4 倍の高頻度であった。Okada ら[41]は合併症のない妊娠正期の単胎，頭位症例を対象に区域鎮痛法，局所麻酔薬濃度，運動神経遮断の程度と児頭回旋異常との関連に関する前向き無作為研究を行っている。区域鎮痛法を高濃度局所麻酔薬間欠投与群（EDA-H，0.25％ブピバカイン 4〜6 mL の間欠投与），低濃度局所麻酔薬持続投与群（EDA-L，0.2％ロピバカイン 4〜6 mL 投与後 0.1％ロピバカイン＋2 μg/mL フェンタニルを 8 mL/時間で持続投与），脊髄くも膜下硬膜外併用鎮痛群（CSEA，脊髄くも膜下腔に 0.5％高比重ブピバカイン 2 mg とフェンタニル 20 μg 投与後 EDA-L に準ずる）に無作為に振り分け，児頭回旋異常の頻度，運動神経遮断の程度との関連を検討した。運動神経遮断の程度は Bromage スケール（0：運動神経遮断なし，1：伸展した下肢は挙上できないが膝と足関節は動かせる，2：伸展した下肢の挙上，膝の運動はできないが足関節は動かせる，3：伸展した下肢の挙上，膝・足関節を動かせない）で評価した。児頭回旋異常の頻度は EDA-H 群で 5.2％，EDA-L 群で 7.1％，CSEA 群で 9.2％であり各群間に有意差はみられなかった。Bromage スケール 2 あるいは 3 の頻度は EDA-H 群は他群に比較して有意に高頻度であったが児頭回旋異常との関連はみられなかった。骨盤底筋群の神経支配は S2-S4 の仙骨神経であり，腰神経叢・大腿神経（L1-L4），坐骨神経（L4-S2）の神経支配を評価する Bromage スケールでは骨盤底筋群の弛緩の程度を評価できなかった可能性が示唆されている。
- 分娩誘発，人工破膜などの医療介入が児頭回旋異常に関連するのか，硬膜外鎮痛法による骨盤底筋群の弛緩が児頭回旋異常に関与するのか，またいかにすれば児頭回旋異常の頻度を減少できるのかが今後の検討課題である。

5 発熱

- Fusi ら[42]が間欠投与による硬膜外鎮痛群の口腔内，腟内温度は 6 時間を経過すると有意に増加す

表 7-8 区域鎮痛法と分娩予後
(北里大学病院周産母子成育医療センター)

	区域鎮痛 (n＝194)	非鎮痛 (n＝154)
分娩第 1 期 (分)	537 (75〜2135)	463 (80〜2366)
分娩第 2 期 (分)*	92 (10〜357)	35 (6〜330)
帝王切開	1.0%	0
吸引/鉗子*	22.3%	5.2%
児頭回旋異常**	7.8%	2.0%
出血量＞500 mL*	9.8%	0
Ⅲ・Ⅳ度会陰裂傷	2.1%	3.9%

*p＜0.001　**p＜0.03

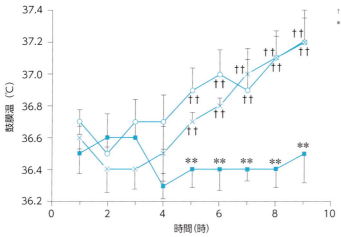

図 7-9 硬膜外鎮痛，nalbuphine 静注による鎮痛後の鼓膜温の推移
硬膜外鎮痛（○—○　ブピバカイン＋フェンタニル，×—×　ブピバカイン）4 時間後より発熱傾向（0.07℃/時間）がみられるが nalbuphine 静注群（■—■）では鼓膜温の上昇はみられない．
(Camann WR, Hortvet LA, Hughes N, et al. Maternal temperature regulation during extradural analgesia for labour. Br J Anesth 1991；67：565-8 より引用)

ることを初めて報告し，Camann ら[43]は硬膜外鎮痛開始 4 時間後より鼓膜温が時間当たり 0.07℃上昇すると報告している（図 7-9）．
● 北里大学病院周産母子成育医療センターで妊娠正期に選択的分娩誘発を行い誘発-分娩時間が 8 時間以上であった症例（硬膜外鎮痛群 85 例，"バランス麻酔"群 38 例）の腋下温の推移を後方視的に検討した[44]．いずれも合併症がなく，感染兆候を認めない正常例で，同一の産科管理（人工破膜後に内測法による胎児心拍数陣痛図モニタリング，オキシトシン点滴静注）を行った．硬膜外鎮痛群の誘発時腋下温は 36.01±0.69℃で 3 時間，6 時間，9 時間後は 36.98±0.53℃，37.33±0.53℃，37.68±0.57℃と有意に上昇傾向を認め，38℃以上の 6 時間後の発熱頻度は 5.9%，9 時間後は 23.5% であった（図 7-10）．一方，"バランス麻酔"群では体温上昇傾向はみられず 38℃以上の発熱例は 6 時間後の 1 例，2.6% に過ぎなかった．
● 硬膜外鎮痛法と発熱との関連を検討する際には分娩時間が延長し絨毛膜羊膜炎の頻度が増加する可能性や内診，オキシトシン投与，人工破膜の頻度が高いこと，無症候感染例が硬膜外鎮痛を希望する可能性など選択バイアスを考慮する必要がある．またオピオイドの静脈投与例をコント

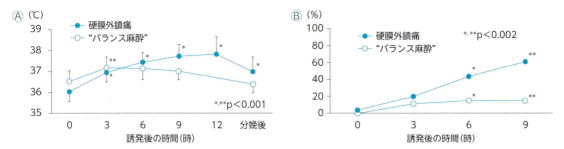

図 7-10 母体腋下温の推移と発熱頻度（≧37.5℃）
Ⓐ硬膜外鎮痛群（*），"バランス麻酔群"（**）とも誘発 3 時間後には体温上昇がみられるが，6 時間以降は硬膜外鎮痛群でのみ体温は上昇する
Ⓑ誘発 6 時間（*），9 時間後（**）の母体発熱頻度（≧37.5℃）は硬膜外鎮痛群ではバランス麻酔群に比べ高頻度である．
38℃以上の発熱頻度は硬膜外鎮痛群では 6 時間後 5.9%，9 時間後 23.5% であったがバランス麻酔群では 6 時間後に 2.6% であった．
（天野 完，梶原裕子，前田宗徳，ほか．分娩時硬膜外麻酔は母体発熱の原因となるか？ 日産婦誌 2000；52：639-42 より引用）

ロールとした無作為比較試験ではオピオイドの発熱反応抑制効果の影響[45]も考慮されるが多くの後方視的・前方視的観察試験，硬膜外鎮痛法導入前後の比較検討，無作為比較試験から硬膜外鎮痛法と発熱の関連が明らかにされている[46〜48]．

- 硬膜外鎮痛例の体温を平均化すれば上昇傾向がみられるが，すべての例で発熱傾向がみられるわけではない．実際に 38℃以上に発熱する例は 20% 程度であり，発熱例では硬膜外カニュレーション後 1 時間で鼓膜温の上昇がみられる（図 7-11）[46]．発熱頻度はオピオイド添加の有無[43]，硬膜外鎮痛の開始時期[49]や選択する局所麻酔薬の濃度によって差はみられない[50]が，間欠投与群では持続投与群に比べて発熱頻度は低いとされる[51]．

- 発熱原因の詳細は不明であるが，硬膜外鎮痛による過換気の抑制，発汗抑制による熱放散の減少，体温調節中枢でのセットポイントの修正・発汗閾値の上昇などが考えられる．硬膜外鎮痛法による発熱と感染（絨毛膜羊膜炎）との関連に関しては否定的な報告が多く[46〜48]，抗菌薬（cefoxitin 2 g）の予防的投与によっても発熱頻度は非投与群との差はみられない[52]．またアセトアミノフェン（650 mg の 4 時間ごとの直腸内投与）の予防効果も確認されていない[53]．

- 発熱例では母体血清，胎児血中 IL-6，IL-8 の上昇がみられることから[54]，非感染性炎症反応の関与が強く示唆されており[46〜48]，硬膜外カニュレーション，局所麻酔薬投与によりカプサイシン受容体（transient receptor potential vanilloid 1：TRPV1）を介する体温調節中枢への影響や IL-6 などの炎症メディエーターの放出や[55]，ブピバカインがミトコンドリア毒性による細胞障害を惹起し alarmins，活性酸素種により IL-1β，IL-18 など発熱原因となる炎症性サイトカインを遊離することが示されている[48]．

- 硬膜外カニュレーション時よりメチルプレドニゾロン 100 mg を 4 時間ごとに投与した群は，25 mg を 8 時間ごとに投与した群，プラセボ群に比べて発熱頻度は有意に低く（2% vs 21.8% vs 34%），硬膜外鎮痛後の発熱に炎症反応が関与する可能性を示唆している[56]．Wang ら[57]は硬膜外腔へのデキサメサゾン 0.2 mg/mL 投与により体温上昇，血中 IL-6 濃度の上昇を抑制し得たが発熱頻度は非投与群と差はみられなかったと報告している．またメチルプレドニゾロン 80 mg の硬膜外腔投与では発熱頻度，IL-6 濃度はプラセボ群と差はみられず[58]硬膜外腔へのステロイド投与の有用性に関しては不明であり投与量，新生児への影響など検討が残されている．

- 母体体温の軽度上昇（0.5〜1.5℃）では血管抵抗は減少し，子宮血流量は増加するが，2℃以上の上昇では減少し胎児酸素化が損なわれる可能性がある[59,60]．Macaulay ら[61,62]は胎児皮膚温と子

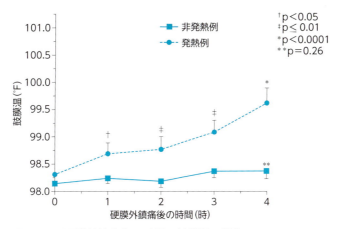

図 7-11　硬膜外鎮痛後 4 時間の鼓膜温の推移
発熱例では非発熱例に比べて硬膜外カニュレーション 1 時間後より鼓膜温は上昇する．
(Goetzl L. Epidural analgesia and maternal fever : a clinical and research update. Curr Opin Anesthesiol 2012 ; 25 : 292-9 より引用)

宮壁温を同時に測定可能なセンサーを開発して硬膜外鎮痛（0.5％ブピバカイン間欠投与法）との関連を検討し，母児間の平均温度差は 0.24℃で胎児体温は硬膜外鎮痛後に上昇し，5％の胎児で深部温が 40℃以上になり得ると報告している．

- 絨毛膜羊膜炎と脳性麻痺との関連が明らかにされ[63]ており硬膜外鎮痛法による母体発熱が胎児中枢神経系へ及ぼす影響が危惧される．38.3℃以上の発熱例は非発熱例に比べてアプガースコア＜7 の頻度，筋緊張低下，バック・マスク蘇生，酸素投与，痙攣の頻度は高いとの報告がある[64]．スウェーデンの集団ベース研究[65]では母体発熱は 5 分後低アプガースコア，新生児脳症と関連するが，硬膜外鎮痛法による発熱は 5 分後アプガースコア＜7 とは関連するが新生児脳症との関連はみられない．
- 硬膜外鎮痛に伴う発熱原因の究明と，新生児予後への影響，予防対策を講ずる必要があるのかあるとすればどのような方法かなどの検討が残されている．

6　掻痒

- 硬膜外腔やくも膜下腔へのオピオイド投与後にしばしば掻痒を訴える．表皮真皮境界部に存在する一次求心性ニューロン C 線維の自由終末がヒスタミンなどのメディエーターにより刺激されて生じる末梢性掻痒とは異なり，硬膜外に投与されたオピオイドが μ 受容体と結合し，賦活化することによる中枢性掻痒で抗ヒスタミン薬の効果は期待できない．ナロキソン（μ 受容体拮抗薬）やナルブフィン（κ 受容体作動薬）などに止痒効果があり[66]，硬膜外腔へのナロキソン投与により鎮痛効果を妨げることなく掻痒の予防・治療効果が得られることが報告されている[67〜69]．
- 低濃度局所麻酔薬とフェンタニルの硬膜外持続投与による無痛分娩後に掻痒の有無を尋ねると「そういえば腹部のあたりが痒いような気がした」程度の掻痒感であり治療が必要になることはない．

7 助産師の役割

- 神奈川県助産師協会の協力を得て行った無痛分娩に関するアンケート調査[70]によれば多くの助産師は具体的な方法を理解しており，無痛分娩による分娩管理が助産師の役割を損なうことはなくバースプランの選択肢のひとつであるべきと考えている。しかし一方では児頭回旋異常の頻度が高く帝王切開や器械分娩の頻度が増加すること，胎児・新生児への影響，母乳哺育を損なう可能性を強く危惧しており必ずしも積極的に無痛分娩を推奨すべきとは考えてはいない。

- 分娩は自然で生理的な営みであり，可能な限り医療介入を避けるべきであると考える助産師が多いが，無痛分娩における助産師の役割，産婦に寄り添う姿勢は自然分娩の場合と何ら変わらないはずである。しかしながら硬膜外鎮痛法による無痛分娩では誘発・促進分娩となることが多く，分娩経過は自然分娩とは異なり監視すべきこと，対応すべきことが多い。硬膜外鎮痛法の具体的な方法と手技に伴うリスク，分娩経過に及ぼす影響などを十分に理解する必要がある。硬膜外穿刺時は適切な体位がとれるよう介助し，局所麻酔薬投与後は適切な鎮痛レベルが得られているのか運動神経遮断，感覚神経遮断の程度を定期的に確認する。またカテーテルの血管内迷入に伴う鎮痛効果の消失，局所麻酔薬中毒の初発症状，脊髄くも膜下腔への迷入による高位鎮痛，下肢運動不能などの症状の有無に留意する。仰臥位を避けて定期的に血圧測定を行い，胎児心拍数図所見，子宮収縮パターンの経時的評価が必要である。2時間ごとの内診所見により児頭回旋，分娩の進行状況を評価する。陣痛室から分娩室への移動のタイミングも自然分娩とは異なり，とくに分娩第2期は痛みがないために不随意の努責が困難であり，児頭の回旋，下降程度，胎児心拍数図所見を勘案しながら適切なタイミングで努責を指導する必要がある。定期的な導尿処置と，分娩時間が5時間を過ぎると発熱傾向がみられるため定期的な体温測定も必要になる。分娩経過中の母児に生じ得る緊急事態を想定し，速やかに対応できるように蘇生器具，薬物の点検，準備を怠らないようにする。

- 今後はますます無痛分娩を希望する産婦が増加すると思われるが，安全に行うためには助産師，看護師など医療従事者の無痛分娩に関する正しい理解と協力が不可欠であり，産婦にも正しい情報を提供する必要がある。

【文　献】

1) Davey MA, King J. Caesarean section following induction of labour in uncomplicated first births-a population-based cross-sectional analysis of 42,950 births. BMC Pregnancy Childbirth 2016；16：92.
2) Vrouenraets FP, Roumen FJ, Dehing CJ, et al. Bishop score and risk of cesarean delivery after induction of labor in nulliparous women. Obstet Gynecol 2005；105：690-7.
3) Miller NR, Cypher RL, Foglia LM, et al. Elective induction of labor compared with expectant management of nulliparous women at 39 weeks of gestation：A randomized controlled trial. Obstet Gynecol 2015；126：1258-64.
4) Kaul B, Vallejo MC, Ramanathan S, et al. Induction of labor with oxytocin increases cesarean section rate as compared with oxytocin for augmentation of spontaneous labor in nulliparous parturients controlled for lumbar epidural analgesia. J Clin Anesth 2004；16：411-4.
5) 天野　完，斎藤　克，谷　昭博，ほか．選択的誘発・麻酔分娩（＜40週）の周産期予後　日本産科婦人科学会関東地方部会会報 2000；37：35-9.
6) Friedman EA. Primigravid labor：a graphicostatistical analysis. Obstet Gynecol 1955；6：567-89.

7) Zhang J, Troendle JF, Yancey M. Reassessing the labor curve in nulliparous women. Am J Obstet Gynecol 2002 ; 187 ; 824-8.
8) Alexander JM, Sharma SK, McIntire DD, et al. Epidural analgesia lengthens the Friedman active phase of labor. Obstet Gynecol 2002 ; 100 : 46-50.
9) Thompson TT, Thorp JM, Mayer D, et al. Does epidural analgesia cause dystocia? J Clin Anesth 1998 ; 10 : 58-65.
10) Rahn VA, Hallgren A, Högberg H, et al. Plasma oxytocin levels in women during labor with or without epidural analgesia : a prospective study. Acta Obstet Gynecol Scand 2002 ; 81 : 1033-9.
11) Behrens O, Goeschen K, Luck HJ, et al. Effects of lumbar epidural analgesia on prostaglandin $F_{2\alpha}$ release and oxytocin secretion during labor. Prostaglandins 1993 ; 45 : 285-96.
12) Fanning RA, Campion DP, Collins CB, et al. A comparison of the inhibitory effects of bupivacaine and levobupivacaine on isolated human pregnant myometrium contractility. Anesth Analg 2008 ; 107 : 1303-7.
13) Fairlie F, Phillips G, Andrews B, et al. An analysis of uterine activity in spontaneous labour using a microcomputer. Br J Obstet Gynecol 1988 ; 95 : 57-64.
14) Cheek TG, Samuels P, Miller F, et al. Normal saline I. V. fluid decreases uterine activity in active labour. Br J Anaesth 1996 ; 77 : 632-5.
15) Segal S, Csavoy AN, Datta S. The tocolytic effect of cathecolamines in the gravid rat uterus. Anesth Anag 1998 ; 87 : 864-9.
16) Halpern SH, Leighton BL, Ohlsson A, et al. Effect of epidural vs parenteral opioid analgesia on the progress of labor : a meta-analysis. JAMA 1998 ; 280 : 2105-10.
17) Anim-Souman M, Smyth R, Jones L. Epidural versus non-epidural or no analgesia in labour. Cochrane Database Syst Rev 2011 ; 12 : CD000331.
18) Thorp JA, Hu DH, Albin RM, et al. The effect of intrapartum epidural analgesia on nulliparous labor ; a randomized, controlled, prospective trial. Am J Obstet Gynecol 1993 ; 169 : 851-8.
19) Wuitchik M, Bakal D, Lipshitz J. Relationships between pain, cognitive activity, and epidural analgesia during labor. Pain 1990 ; 31 : 125-132.
20) Panni MK, Segal S. Local anesthetic requirements are greater in dystocia than in normal labor. Anesthesiology 2003 ; 98 : 957-63.
21) Cheng YW, Shaffer BL, Nicholson JM, et al. Second stage of labor and epidural use : a larger effect than previously suggested. Obstet Gynecol 2014 ; 123 : 527-35.
22) Spong CY, Berghella V, Wenstrom KD, et al. Preventing the first cesarean delivery : summary of a Joint Eunice Kennedy Shriver National Institution of Child Health and Human Development, and American College of Obstetricians and Gynecologists Workshop. Obstet Gynecol 2012 ; 120 : 1181-93.
23) Janni W, Schiessl B, Peschers U, et al. The prognostic impact of a prolonged second stage of labor on maternal and fetal outcome. Acta Obstet Gynecol Scand 2002 ; 81 : 214-21.
24) Cheng YW, Hopkins LM, Caughey AB. How long is too long : Does a prolonged second stage of labor in nulliparous women affect maternal and neonatal outcomes? Am J Obstet Gynecol 2004 ; 191 : 933-8.
25) Torvaldsen S, Roberts CI, Bell JC, et al. Discontinuation of epidural analgesia in labour for reducing the adverse delivery outcomes associated with epidural analgesia. Cochrane Database Syst Rev 2010 ; 4 : CD004457.
26) Lindow SW, Dhillon AR, Husaini SW, et al. A randomized double-blind comparison of epidural versus fentanyl and bupivacaine for pain relief in the second stage of labour. Brit J Obstet Gynecol 2004 ; 111 : 1075-80.
27) Craig MG, Grant EN, Tao W, et al. A randomized control trial of bupivacaine and fentanyl versus fentanyl-only for epidural analgesia during the second stage of labor. Anesthesiology 2015 ; 122 : 172-7.
28) O'Hana HP, Levy A, Rozen A, et al. The effect of epidural analgesia on labor progress and outcome in nulliparous women. J Maternal-Fetal and Neonatal Medicine 2008 ; 21 : 517-21.
29) Anim-Souman M, Smyth R, Jones L. Epidural versus non-epidural or no analgesia in labour. Cochrane Database Syst Rev 2011 ; 12 : CD000331.
30) Costley PL, East CE. Oxytocin augmentation of labour in women with epidural analgesia for reducing operative deliveries. Cochrane Database Syst Rev 2013 ; 7 : CD009241.
31) Lemos A, Amorim MM, Demelas de Andrade A, et al. Pushing/bearing down methods for the second stage of labour. Cochrane Database Syst Rev 2015 ; 10 : CD009124.

32) Yee LM, Sandoval G, Bailit J, et al. Maternal and neonatal outcomes with early compared with delayed pushing among nulliparous women. Obstet Gynecol 2016 ; 128 : 1039-47.
33) Bleich AT, Alexander JM, McIntire DD, et al. An analysis of second-stage labor beyond 3 hours in nulliparous women. Am J Perinatol 2012 ; 29 : 717-22.
34) 松沢晃代，天野　完，島岡享生，ほか．区域鎮痛法による無痛分娩と子宮底圧迫法　日本周産・新生児会誌 2015 ; 51 : 1003-8.
35) Sizer AR, Nirmal DM. Occiptposterior position ; associated factors and obstetric outcome in nulliparas. Obstet Gynecol 2000 ; 96 : 749-52.
36) Yancey MK, Zhang J, Schweitzer DL, et al. Epidural analgesia and fetal head malposition at vaginal delivery. Obstet Gynecol 2001 ; 97 : 608-12.
37) Fitzpatrick M, McQuillan K, O'Herlihy C. Influence of persistent occiput position on delivery outcome. Obstet Gynecol 2001 ; 98 : 1027-31.
38) Leighton BL, Halpern SH. The effects of epidural analgesia on labor, maternal, and neonatal outcomes : a systematic review. Am J Obstet Gynecol 2002 ; 186 : S69-77.
39) 天野　完．硬膜外鎮痛法〜分娩予後，胎児・新生児への影響．日産婦誌 2011 ; 63 : N282-4.
40) Lieberman E, O'Donoghue C. Unintended effects of epidural analgesia during labor : a systematic review. Am J Obstet Gynecol 2002 ; 186 : S31-68.
41) Okada H, Amano K, Okutomi T, et al. Association between intrapartum fetal head malrotation and motor block by neuraxial analgesia : a randomized trial. Can J Anesth 2014 ; 61 : 1132-3.
42) Fusi L, Steer PJ, Maresh MJA, et al. Maternal pyrexia associated with the use of epidural analgesia in labour. Lancet 1989 ; 3 : 1250-2.
43) Camann WR, Hortvet LA, Hughes N, et al. Maternal temperature regulation during extradural analgesia for labour. Br J Anesth 1991 ; 67 : 565-8.
44) 天野　完，梶原裕子，前田宗徳，ほか．分娩時硬膜外麻酔は母体発熱の原因となるか？　日産婦誌 2000 ; 52 : 639-42.
45) Negishi C, Lenhard R, OzakiM, et al. Opioids inhibit febrile responses in humans, whereas epidural analgesia does not : an explanation for hyperthermia during epidural analgesia. Anesthesiology 2001 ; 94 : 218-22.
46) Goetzl L. Epidural analgesia and maternal fever : a clinical and research update. Curr Opin Anesthesiol 2012 ; 25 : 292-9.
47) Arendt KW, Segal BS. The association between epidural labor analgesia and maternal fever. Clin Perinatol 2013 ; 40 : 385-98.
48) Sultan P, David AL, Fernando R, et al. Inflammation and epidural-related maternal fever : proposed mechanisms. Anesth Analg 2016 ; 122 : 1546-53.
49) Wong CA, McCarthy RJ, Sullivan JT, et al. Early compared with late neuraxial analgesia in nulliparous labor induction : a randomized controlled trial. Obstet Gynecol 2009 ; 113 : 1066-74.
50) 奥富俊之，天野　完，外須美夫，ほか．硬膜外麻酔下に分娩を行った妊婦の体温（腋下温）上昇における局所麻酔薬の差について．日臨麻会誌 1999 ; 19 : 474-8.
51) Mantha VR, Vallejo MC, Ramesh V, et al. The incidence of maternal fever during labor is less with intermittent than with continuous epidural analgesia : a randomized controlled trial. Int J Obstet Anesth 2008 ; 17 : 123-9.
52) Sharma SK, Rogers BB, Alexander JM, et al. A randomized trial of the effects of antibiotic prophylaxis on epidural-related fever in labor. Anesth Analg 2014 ; 118 : 604-10.
53) Goetzl L, Rivers J, Evans T, et al. Prophylactic acetaminophen does not prevent epidural fever in nulliparous women : a double-blind placebo-controlled trial. J Perinatol 2004 ; 24 : 471-5.
54) Riley LE, Celi AC, Onderdonk AB, et al. Association of epidural related fever and noninfectious inflammation in term labor. Obstet Gynecol 2011 ; 118 : 588-95.
55) Kozlov H. Why labor epidural causes fever and why lidocaine burns on injection? Role of TRPV1 receptor in hyperthermia : possible explanation of mechanism of hyperthermia during labor epidural and burning sensation on injection of local anesthetics. Open J Anesth 2012 ; 2 : 134-7.
56) Goetzl L, Zighelboim I, Badell M, et al. Maternal corticosteroids to prevent intrauterine exposure to hyperthermia and inflammation : a randomized, double-blind, placebo-controlled trial. Am J Obstet Gynecol 2006 ; 195 : 1031-7.
57) Wang LZ, Hu XX, Liu X, et al. Influence of epidural dexamethasone on maternal temperature and

serum cytokine concentration after labor epidural analgesia. Int J Gynecol Obstet 2011 ; 113 : 40-3.
58) Goodier C, Newman R, Hebbar L, et al. Maternal epidural steroids to prevent neonatal exposure to hyperthermia and inflammation. Am J Obstet Gynecol 2015 ; 212 : S232-3.
59) Cefalo RC, Helleger AE. The effects of maternal and fetal cardiovascular and respiratory function. Am J Obstet Gynecol 1978 ; 131 : 687-94.
60) Morishima HO, Glaser B, Niemann WH, et al. Increased uterine activity and fetal deterioration during maternal hyperthermia. Am J Obstet Gynecol 1974 ; 121 : 531-8.
61) Macaulay JH, Randall NR, Bond K, et al. Continuous monitoring of fetal temperature by noninvasive probe and its relationship to maternal temperature, fetal heart rate, and cord arterial oxygen and pH. Obstet Gynecol 1992 ; 79 : 469-74.
62) Macaulay JH, Bond K, Steer PJ. Epidural analgesia in labor and fetal hyperthermia. Obstet Gynecol 1992 ; 80 : 665-9.
63) Wu YW, Colford JM Jr. Chorioamnionitis as a risk factor for cerebral palsy : a meta-analysis. JAMA 2000 ; 284 : 1417-24.
64) Greenwell EA, Whyshak G, Ringer SA, et al. Intrapartum temperature elevation, epidural use, and adverse outcome in term infants. Pediatrics 2012 ; 129 : e447-54.
65) Toenell S, Ekeus C, Hultin M, et al. Low Apgar score, neonatal encephalopathy and epidural analgesia during labour : a Swedish registry-based study. Acta Anaesthsiol Scand 2015 ; 59 486-95.
66) Kjellberg F, Tramer MR. Pharmacological control of opioid-induced pruritus : a quantitative systematic review of randomized trials. Eur J Anaesthesiol 2001 ; 18 : 346-57.
67) Choi JH, Lee J, Choi JH, et al. Epidural naloxone reduces pruritus and nausea without affecting analgesia by epidural morphine in bupivacaine. Can J Anaesth 2000 ; 47 : 33-7.
68) Okutomi T, Saito M, Mochizuki J, et al. Prophylactic epidural naloxone reduces the incidence and severity of neuraxial fentanyl-induced pruritus during labor analgesia in primiparous parturients. Can J Anaesth 2003 ; 50 : 961-2.
69) Jeon Y, Hwang J, Kang J, et al. Effects od epidural naloxone on pruritus induced by epidural morphine : a randomized controlled trial. Int J Anesth 2005 ; 14 : 22-5.
70) 天野　完．日本における分娩時鎮痛法の変遷と現状．神奈川母性衛生学会誌 2015；18：5-11．

〔天野　完〕

第8章 硬膜外鎮痛法と胎児・新生児

1 胎児への影響

　硬膜外鎮痛法により母体の疼痛・ストレスを緩和することの胎児にとっての利点は子宮胎盤循環が保持されることである。一方、無痛分娩で用いるすべての薬物は単純拡散により容易に胎盤移行し、硬膜外鎮痛法では局所麻酔薬、オピオイドの薬理作用と母体の呼吸・循環動態の変化、子宮収縮を介する影響[1]を受けることになり分娩経過中の連続的な胎児監視は必須である[1,2]。

1 胎児心拍数

- 硬膜外鎮痛法による無痛分娩では全身投与法による無痛分娩に比べて胎児心拍異常の出現頻度が高く（表8-1）、連続的な胎児心拍数陣痛図による胎児監視が必要とされる（推奨レベルB　産婦人科診療ガイドライン　産科編2017, p278）。胎児心拍異常の頻度は胎児心拍異常の定義、硬膜外鎮痛の開始時期、局所麻酔薬の種類・量・オピオイドなど添加薬物の有無などによっても異なるが、多くの場合母体低血圧、子宮筋過収縮・頻収縮（tachysystole）に起因する一過性の変化である[3]。
- 0.5％ブピバカイン（2 mLテスト＋5 mLボーラス）投与後60分以内の胎児心拍異常の出現頻度は12％で、42％がtachysystoleによる遷延一過性徐脈、17％が母体低血圧（コントロールの20％以上の収縮期圧の低下）に起因する一過性徐脈であった[4]。
- 硬膜外鎮痛法では局所麻酔薬のボーラス投与後の仰臥位は大動静脈圧迫（A-V compression）の原因となり、血圧低下時には交感神経系の代償機転が損なわれるため血圧は低下し遅発一過性徐脈の出現頻度が高い[5]（図8-1）。
- 胎児動脈血酸素飽和度（$FSpo_2$）は左側臥位の測定では53.2±12.2％（右側臥位50.5±7.8％）であるのに対し仰臥位では46.7±9.0％と血圧低下がなくとも胎児酸素化が損なわれる可能性が示唆されている[6]。上肢の血圧測定で血圧低下がみられなくとも妊娠子宮による総腸骨動脈圧迫に起因し子宮胎盤血流が低下する可能性は否定できず、鎮痛レベル確認後の硬膜外持続投与中も仰臥位を避けて左右交互に側臥位とする必要がある。
- 硬膜外鎮痛法では輸液は不可欠であり、低濃度局所麻酔薬、オピオイドを用いる場合の意義は必ずしも高くはない[7]が高濃度局所麻酔薬のボーラス投与に先立つ500～1,000 mLの晶質液の輸液により母体低血圧、胎児心拍異常を回避できる可能性がある。ボーラス投与に先立ち膠質液（ボルベン®）500 mLを輸液し、0.25％ブピバカインの分割投与（3＋3＋3 mL）を行った300例の検討ではボーラス投与後30分間に血圧が低下する例はみられなかったが胎児心拍異常は18例、6.0％に認められ、6例、33.3％がtachysystoleに伴う遷延一過性徐脈（図8-2）、12例、66.7％

表 8-1　無痛分娩と胎児・新生児予後

	硬膜外鎮痛 N=886	"バランス麻酔" N=159	
FHR 異常	142、16.0%	8、5.0%	p<0.001
"NRFS" 帝切	6、0.7%	1、0.6%	NS
1 分後アプガースコア<7	30、3.4%	5、3.1%	NS
臍帯動脈血 pH	7.27±0.06	7.24±0.06	NS
<7.20	11.9%	16.1%	NS

mean±SD

分娩第 1 期の胎児心拍異常の出現頻度は 16％と全身投与法（"バランス麻酔"）の 5.0％にくらべて高頻度である（対象は選択的分娩誘発を行った初産：北里大学病院周産母子センター）

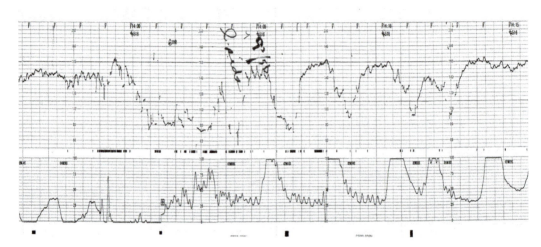

図 8-1　母体低血圧と胎児心拍異常
仰臥位で血圧が 126/75 から 92/56 と低下し遅発一過性徐脈が出現したが側臥位で改善した（自験例）。

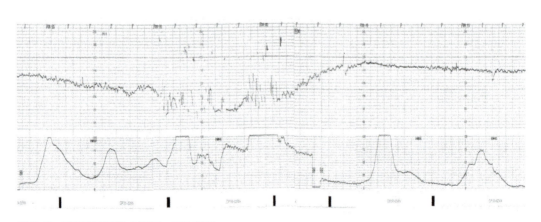

図 8-2　硬膜外鎮痛後の遷延一過性徐脈
硬膜外鎮痛（0.25％ブピバカイン 9 mL 分割投与）後 15 分で tachysystole となり遷延一過性徐脈が出現したが自然軽快した（自験例）。

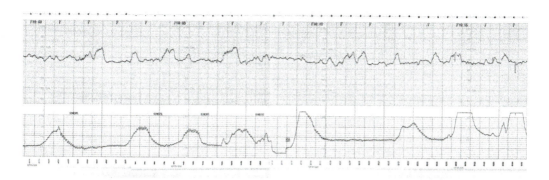
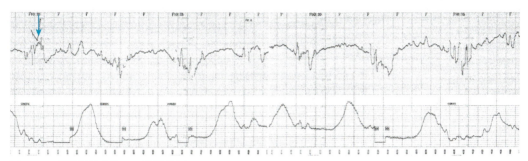

図 8-3　硬膜外鎮痛後の一過性徐脈
側臥位では reassuring pattern（上段）であったが仰臥位で局所麻酔薬ボーラス投与（0.25％ブピバカイン分割投与：矢印）直後より遅発一過性徐脈がみられた。
母体低血圧はみられず総腸骨動脈圧迫に起用する絨毛間血流の減少が原因と考えられた。その後側臥位への体位変換により reassuring pattern となった（自験例）。

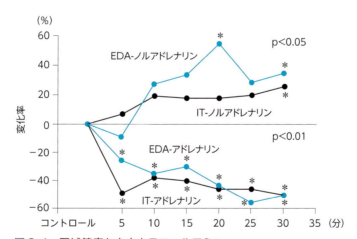

図 8-4　区域鎮痛と血中カテコールアミン
硬膜外腔への 1.5％リドカイン投与後（EDA），脊髄くも膜下腔へのフェンタニル 25μg 投与後（IT）に血中アドレナリン濃度は投与後 5 分で有意に低下している。血中ノルアドレナリン濃度の変化は軽徴で 30 分後には増加傾向がみられる。
(Cascico M, Pygon B, Bernett C, et al. Labour analgesia with intrathecal fentanyl decreases maternal stress. Can J Anaesth 1997；44：605-9 より改変引用)

が遅発あるいは変動一過性徐脈（図 8-3）であった[8]。

● 母体低血圧，胎児心拍異常がみられた場合には速やかに仰臥位を避けて側臥位に体位変換し，輸液を負荷する。体位変換，輸液負荷により血圧の改善がみられない場合はエフェドリン 5〜10 mg

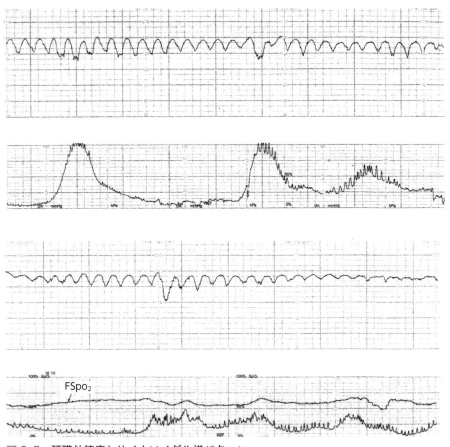

図 8-5 硬膜外鎮痛とサイナソイダル様パターン
29 歳の初産婦。妊娠 39 週 5 日で選択的分娩誘発を行い，0.1％ロピバカイン，フェンタニルを用いた PCEA (patient-controlled epidural analgesia) による無痛分娩を行った。
分娩経過中にサイナソイダル様パターン (SHRP) が出現したため胎児動脈血酸素飽和度 (FSpo$_2$) モニタリングを行ったが，FSpo$_2$ は 60％前後を推移した。その後 10 分間前後持続する SHRP が数回見られたが，一過性徐脈など nonreassuring 所見はなく吸引分娩となった。児は 3,078 g，男児，アプガースコア 8/9，臍帯動脈血 pH7.30 で臍帯，胎盤に異常所見はなかった（自験例）。

静注，あるいはフェニレフリン 50～100 μg を静注して速やかに血圧の改善を図る必要がある。
● 大動静脈圧迫を回避しても硬膜外鎮痛後に一過性徐脈がみられることがある。硬膜外鎮痛により疼痛が軽減することでアドレナリンの分泌は抑制されるがノルアドレナリンの変化は軽微であり，アドレナリンの子宮収縮抑制作用が解除されることによる tachysystole が原因と考えられている[9,10]（図 8-4）。子宮内圧が高く，疼痛解除が速やかで局所麻酔薬投与前後の疼痛スコアの差が多いほど，鎮痛レベルが高位 (Th9 以上) であるほど一過性徐脈の出現頻度が高い[11,12]。Tachysystole は局所麻酔薬，オピオイド投与 15～20 分後にみられる一過性の変化で多くの場合 rapid tocolysis が必要になることはない。オキシトシンの点滴静注を停止し側臥位で経過をみることになるが，遷延する場合には塩酸リトドリン 500～1,000 μg を静注して子宮収縮を抑制する。なお硬膜外鎮痛法により胎児機能不全 (non-reassuring fetal status：NRFS) の適応で帝王切開術の頻度が高まることはない。
● 硬膜外鎮痛法後の胎児心拍異常の予測に関して，血管内容量の指標として入院時の脈圧が 45 mmHg 以下の場合にはボーラス投与後の胎児心拍異常の頻度は 27％と 45 mmHg 以上の場合の

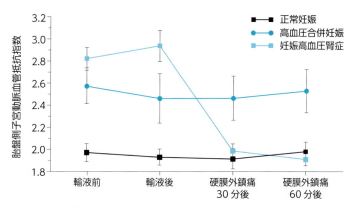

図 8-6 硬膜外鎮痛と子宮動脈血管抵抗指数の変化
硬膜外鎮痛後の胎盤側子宮動脈血管抵抗指数（S/D 比）は正常妊娠，高血圧合併妊娠では変化はみられないが妊娠高血圧腎症では 30 分後には有意に低下している。
(Ramos-Santos E, Devoe LD, Wakefield ML, et al. The effects of epidural anesthesia on the Doppler velocimetry of umbilical and uterine arteries in normal and hypertensive patients during active term labor. Obstet Gynecol 1991 ; 77 : 20-6 より引用)

6％に比べ有意に高頻度であったという[13]。またボーラス投与に先立つエフェドリンの予防的静脈投与により局所麻酔薬投与後 15～25 分間の胎児心拍異常の出現頻度を有意にし得たとの報告がある[14]。
- 硬膜外鎮痛法と振幅 5～15 bpm のサイナソイダル様パターンとの関連に関する報告[15]がみられるが，硬膜外鎮痛法に特異的な変化ではなく，胎児吸啜運動，臍帯圧迫による臍帯循環の変動などによると思われる（図 8-5）。

2 胎児動脈血酸素飽和度（$FSpo_2$）

- 母体低血圧，胎児心拍異常がみられない限り，分娩第一期の $FSpo_2$ は 47.2±9.1％（正常域 30～70％）[16]であり局所麻酔薬投与後の $FSpo_2$ に変化はみられない[16,17]。East ら[18]は硬膜外鎮痛前 5 分の $FSpo_2$ は 49.5％でボーラス投与後 16～20 分は 44.3％，21～25 分は 43％，26～30 分は 43.8％と母体体位，胎児心拍数所見と関連なく，有意に低下傾向がみられたと報告し局所麻酔薬投与が胎児酸素化に影響を及ぼす可能性は否定できないとしているが，生理的範囲内の変化であり臨床的には問題のない変化と考えられる。

3 血流速度波形

- 臍帯動脈，中大脳動脈の血管抵抗指数に変化はみられない。子宮動脈の血管抵抗指数は子宮収縮発作時，間欠時の測定で異なるが変化ない，上昇する，低下すると一定ではない[19～21]。正常例では子宮動脈は妊娠に伴う生理的変化により十分に拡張しており，硬膜外鎮痛により血管抵抗がさらに低下する可能性は低いと思われるが，血管攣縮が病態に関連する妊娠高血圧腎症では有意に低下し[22]（図 8-6）硬膜外鎮痛法による分娩管理の意義が示唆される。

4 胎児心電図

- 胎児心電図波形分析で硬膜外腔へのブピバカイン投与により PR 間隔，ST 異常の頻度，T/QRS 比に変化はみられない[23,24]。

2 新生児への影響

- 無痛分娩で用いる薬物の影響は臍帯血中薬物濃度やアプガースコア，臍帯血ガス分析により評価することになるが，薬物の微細な影響を評価するためには新生児神経行動の評価が必要になる．分娩時には新生児神経行動に影響を及ぼさない薬物の選択が勧告されている（American Academy of Pediatrics Committee on Drugs, 1977）．

1 アプガースコア，臍帯動脈血ガス分析値

- 硬膜外鎮痛法により血液ガス分析値が影響されることはなく[1]，むしろ全身投与法による無痛分娩に比べてアプガースコア，臍帯血 pH，BE 値は良好である[25]．また区域鎮痛法で用いる通常量のオピオイドが 1 分後，5 分後のアプガースコア<7 の頻度，臍帯動静脈血 pH に影響を及ぼすことはない[26]．
- 分娩時の母体発熱は早期新生児痙攣の原因となり[27]，硬膜外鎮痛法による分娩では 100.4°F 以上の発熱頻度（"epidural fever"）は 19.2％と非鎮痛群の 2.4％に比べて高頻度で，筋緊張低下，低アプガースコア，補助呼吸，痙攣の頻度は非鎮痛群に比べて高いとの報告がある[28]．母体発熱の原因は絨毛膜羊膜炎の有無，産科的要因などの交絡因子が関与し，"epidural fever" が児に及ぼす影響に関しては今後の検討が必要である．

2 神経行動

- 新生児神経行動は筋緊張状態，覚醒状態を変化する能力，周囲の出来事に対する適確な反応，あるいは繰り返す無意味な刺激に対する反応や複合的な運動，反射運動などにより評価され各種の評価法が確立されている（表 8-2）[29]．Amiel-Tison ら[30]は NBAS，ENNS，Amiel-Tison neurological examination から 20 項目を選別し，それぞれ 0, 1, 2 点のスコアを与え，妊娠正期の新生児スクリーニング法として NACS（neurological and adaptive capacity score）を提唱した．NACS は①active capacity，②passive tone，③active tone ④primary reflexes，⑤general assessment に分類され筋緊張，とくに上肢，頸部の伸筋緊張，屈筋緊張の評価に重点が置かれ，薬物の影響と仮死，分娩外傷による影響との鑑別が可能である．NACS スコアが 35 点以上の場合は神経学的に敏活と考えられ，分娩後 15 分でスクリーニングを行い，さらに 2 時間後に再検し，問題があれば神経学的精査を行うべきとされる．NACS を用いた各種分娩時鎮痛法と神経行動との関連に関する検討では全身投与法（"バランス麻酔"，NLA 変法）の児は非鎮痛群，区域鎮痛群に比べて低値の傾向がみられ，特にジアゼパム投与例の NACS スコアは生後 4 日まで低値であった[4]（図 8-7）．
- 局所麻酔薬投与後の神経行動に関しては 1974 年に Scanlon がリドカイン，メピバカインによる硬膜外鎮痛群の児は非硬膜外鎮痛群の児に比べて生後 8 時間までは筋緊張の項目で有意に低スコアの傾向がみられるが，反復する音や光刺激に対する habituation に関しては正常に反応し "floppy, but alert" の状態であることを報告して注目された．その後のブピバカイン投与例の検討では非硬麻群と差のないことを報告し，産科麻酔で選択する局所麻酔薬はブピバカインが望ましいとしている．Scanlon の報告以降は局所麻酔薬が新生児神経行動に及ぼす影響に関しては否定的な報告が多い[29]．分娩時のブピバカイン総投与量 96.5 mg の母体静脈血濃度は 678.2±

表 8-2　主な新生児 neurobehavior の評価法

1. Bayley scale
2. Brazelton；neonatal behavioral assessment scale（NBAS）
3. Graham-Rosenblith behavioral examination.
4. Prechtl-Beintema neurologic examination
5. Scanlon；early neonatal neurobehavioral scale（ENNS）
6. Amiel-Tison/Barrier/Shnider；neurological and adaptive capacity score（NACS）

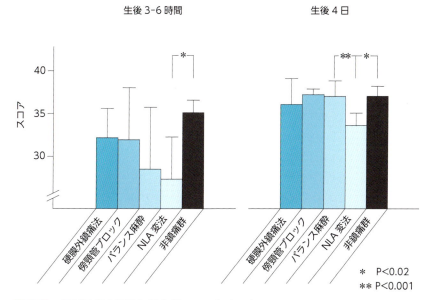

図 8-7　各種無痛分娩法と新生児 neurobehavior
区域鎮痛群〔硬膜外鎮痛法，傍頸管ブロック（PCB）〕では非鎮痛群と生後 3-6 時間，4 日の NACS スコアに差はみられないが全身投与群（NLA 変法，"バランス麻酔"）では低スコアである。
（天野　完，西島正博，新井正夫．局麻剤が胎児心拍数，新生児 neurobehavior に及ぼす影響．日産婦誌 1985；37：2291-9 より引用）

113.4 ng/mL，臍帯静脈血濃度は 154.4±24.5 ng/mL（UV/MV 比は 0.26），生後 4 日目の新生児血中濃度は 2/3 の症例で 10 ng/mL 以下であり[4]，生後 3～6 時間，4 日目の NACS による神経行動の評価は硬膜外鎮痛群と非鎮痛群で差はみられなかった[29]（図8-8）。Kangas-Saarela[31] は区域鎮痛群の生後 3 時間，2 日，4～5 日の NACS スコアは非鎮痛群に比べむしろ良好であったと報告している。また通常量のフェンタニルの使用は非使用群と比べ生後 2 時間，24 時間の NACS スコアに差はみられていない[26]。

3 長期予後

- 分娩時のストレスが児の長期的な行動に影響を及ぼす可能性があるが[32]，硬膜外麻酔による帝王切開例では臍帯血コルチゾールは経腟分娩児に比べて低値であり，胎児のストレス反応が抑制される可能性が示唆されている[33]。Sprung ら[34] は区域麻酔による選択的帝王切開により出生した児は経腟分娩で出生した児に比べて 19 歳までの学習障害の頻度は低いと報告した。その後 Flick ら[35] は区域鎮痛法による経腟分娩例と非鎮痛による経腟分娩例の検討で区域鎮痛法の有無と学習障害の頻度とは関連しないことを報告している。帝王切開例では区域麻酔により母児のストレ

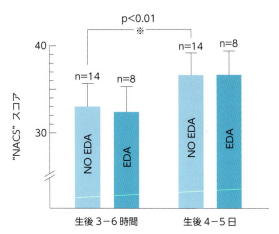

図 8-8　硬膜外鎮痛法と新生児 neurobehavior
出生後 3-6 時間の NACS スコアは生後 4-5 日にくらべ低スコアであるが，硬膜外鎮痛群（EDA）と非鎮痛群（NO EDA）で差はみられない。
(天野　完．硬麻分娩と新生児 neurobehavior．分娩と麻酔 1991；69：78-83 より引用)

ス反応が抑制されることが関連すると考えられるが詳細は不明である．硬膜外鎮痛法が児の発育・発達に負の影響を及ぼすことはないと考えられるがオピオイドが長期予後に及ぼす影響に関しては今後の検討が必要である．

3　母乳への影響

- 区域麻酔による帝王切開例では全身麻酔による帝王切開例に比べて母乳哺育確立の頻度が高いが，経腟分娩例では区域鎮痛の有無で差はみられない[36]．全身麻酔では麻酔薬による新生児抑制，母児接触の遅れが母乳哺育に影響を及ぼす可能性があるが区域鎮痛法では早期の母児接触が可能であり母乳哺育に負の影響を及ぼすことはないと考えられる．脊髄くも膜下麻酔による帝王切開例を対象にしたランダム化試験では術後 3 日間の硬膜外持続鎮痛を行った群は鎮痛薬の使用頻度は低く非鎮痛群に比べて母乳分泌は良好で術後 11 日目の体重増加率が高かったとの報告がある[37]．痛みを積極的に抑制することが母乳分泌にも良好な影響を及ぼす可能性が示唆される．
- 硬膜外に投与したフェンタニルが母乳哺育へ及ぼす影響に関して Beilin ら[38]は前回の分娩後に母乳哺育を行った硬膜外鎮痛例を①フェンタニル投与なし，②1〜150 μg のフェンタニル投与，③150 μg 以上のフェンタニル投与の 3 群に振り分けて検討した．分娩翌日，母親自身と授乳コンサルタント（lactation consultant）が母乳哺育の困難さを評価し小児科医が神経行動を評価した．150 μg 以上のフェンタニル投与群では有意に NACS スコアは低値で 6 週後には 17% が母乳哺育を断念し，低フェンタニル群の 5%，無フェンタニル群の 2% に比べ高頻度であった．150 μg 以上の高用量フェンタニル投与が母乳哺育に影響を及ぼす可能性が示唆されたがその後の Wilson らのランダム化試験による検討ではフェンタニル投与と母乳哺育との関連はみられていない[39]．
- 母乳哺育への影響は母乳哺育確立までの時間，継続期間で評価する場合が多いが褥婦の母乳哺育への意欲，生活環境，社会的環境などさまざまな要因が関与するためその評価は困難である．硬膜外鎮痛法で用いる局所麻酔薬の種類・量，オピオイドなど添加薬物，投与時期もさまざまであ

り，"epidural fever"，器械分娩，オキシトシン点滴静注の有無など産科的要因も関与する可能性があり母乳哺育との関連に関しては必ずしもコンセンサスは得られていない[40]。オピオイドなどによる全身投与法では早期の母児アタッチメントが損なわれる可能性や児の吸啜力の減弱などから母乳哺育の確立に影響を及ぼす可能性は否定できないが硬膜外鎮痛法が母乳哺育に負の影響を及ぼすことはないと考えられる。

【文　献】

1) Scherer R, Holzgreve W. Influence of epidural analgesia on fetal and neonatal well-being. Eur J Obstet Gynecol Reprod Biol 1995；59：S17-29.
2) 天野　完．無痛分娩時の胎児監視．周産期医 2005；35：645-50.
3) Capogna G. Effect of epidural analgesia on the fetal heart rate. Eur J Obstet Gynecol Reprod Biol 2001；98：160-4.
4) 天野　完，西島正博，新井正夫．局麻剤が胎児心拍数，新生児 neurobehavior に及ぼす影響．日産婦誌 1985；37：1291-9.
5) Huovinen K, Teramo K. Effect of maternal position on fetal heart rate during extradural analgesia. Br J Anesth 1979；51：767-73.
6) Carbonne B, Benachi A, Leveque M, et al. Maternal position during labor：Effects on fetal oxygen saturation measured by pulse oximetry. Obstet Gynecol 1996；88：797-800.
7) Hofmeyr G, Cyna A, Middleton P. Prophylactic intravenous preloading for regional analgesia in labour. Cochrane Database Syst rev 2004；Oct 18；4：CD000175.
8) 天野　完．硬膜外鎮痛法による無痛分娩～カテーテルトラブル，分娩予後について．第419回日本産科婦人科学会神奈川地方部会　2017.9.9，川崎．
9) Segal S, Csavoy AN, Datta S. The tocolytic effect of cathecolamines in the gravid rat uterus. Anesth Analg 1998；87：864-9.
10) Cascico M, Pygon B, Bernett C, et al. Labour analgesia with intrathecal fentanyl decreases maternal stress. Can J Anaesth 1997；44：605-9.
11) Abrão KC, Francisco RP, Miyadahira S, et al. Elevation of uterine basal tone and fetal heart rate abnormalities after labor analgesia：a randomized controlled trial. Obstet Gynecol 2009；113：41-7.
12) Cheng SL, Bautista D, Leo S, et al. Factors affecting fetal bradycardia following combined spinal epidural for labor analgesia：a matched case-control study. J Anesth 2013；27：169-74.
13) Miller NR, Cypher RL, Nielsen PE, et al. Maternal pulse pressure at admission is a risk factor for fetal heart rate changes after initial dosing of epidural：a retrospective cohort study. Am J Obstet Gynecol 2013；209：382, e1-8.
14) Kreiser D, Katorza E, Seidman DS, et al. The effect of ephedrine on intrapartum fetal heart rate after epidural analgesia. Obstet Gynecol 2004；104：1277-81.
15) Murphy KW, Russell V, Collins A, et al. The prevalence, etiology and clinical significance of pseudosinusoidal fetal heart rate patterns in labour. Br J Obstet Gynecol 1991；98：1093-101.
16) Amano K, Nishijima M, Suzuki K. Monitoring of fetal arterial oxygen saturation during labour analgesia. Kitasato Med 1999；29：24-31.
17) Caracostea G, Stamatian F, Lerintiu M, et al. The influence of maternal epidural analgesia upon intrapartum fetal oxygenation. J Matern Fetal Neonatal Med 2007；20：161-5.
18) East CE, Colditz PB. Effect of maternal epidural analgesia on fetal intraparum oxygen saturation. Am J Obstet Gynecol 2002；19：119-26.
19) Alahuhta S, Rasanen J, Jouppila R, et al. Epidural sufentanil and bupivacaine for labor analgesia and doppler velocimetry of the umbilical and uterine arteries. Anesthesiology 1993；78：231-6.
20) Valentin M, Ducarme G, Ceccaldi PF, et al. Uterine artery, umbilical, and fetal cerebral Doppler velocities after epidural analgesia during labor. Int J Gynecol Obstet 2012；118：145-8.
21) Chen LK, Yang YM, Yang YH, et al. Doppler measurement of the changes of fetal umbilical and middle cerebral artery velocimetric indices during continuous epidural labor analgesia. Reg Anesth Pain Med 2011；36：249-55.

22) Ramos-Santos E, Devoe LD, Wakefield ML, et al. The effects of epidural anesthesia on the uterine arteries in normal and hypertensive patients during active term labor. Obstet Gynecol 1991 ; 77 : 20-6.
23) Phillips K, Umstad MP, Donnelly JG, et al. The effect of epidural bupivacaine on fetal electrocardiogram. Aust NZ Obstet Gynecol 1996 ; 36 : 272-4.
24) Becker JH, Schaap TP, Van Weasterhuis L, et al. Intrapartum epidural analgesia and ST analysis of the fetal electrocardiogram. Acta Obstet Gynecol Scand 2011 ; 90 : 1362-70.
25) Reynolds F, Sharma SK, Seed PT. Analgesia in labour and fetal acid-base balance : a meta-analysis comparing epidural with systemic opioid analgesia. BJOG 2002 ; 109 : 1344-53.
26) Wang K, Cao L, Deng Q, et al. The effects of epidural/spinal opioids in labour analgesia on neonatal outcomes : a meta-analysis of randomized controlled trials. Can J Anaesth 2014 ; 61 : 695-709.
27) Lieberman E, Eichenwald E, Mathur G, et al. Intrapartum fever and unexplained seizures in term infants. Pediatrics 2000 ; 106 : 983-8.
28) Greenwell EA, Wyshak G, Ringer SA, et al. Intrapartum temperature elevation, epidural use, and adverse outcome in term infants. Pediatrics 2012 ; 129 : e447-54.
29) 天野　完．硬麻分娩と新生児 neurobehavior．分娩と麻 1991 ; 69 : 78-83．
30) Amiel-Tison C, Barrier G, Shnider SM, et al. A new neurologic and adaptive capacity scoring system for evaluating obstetric medications in full term newborns. Anesthesiology 1982 ; 56 : 340-50.
31) Kangas-Saarela T, Jouppilla R, Alahuhta S, et al. The effects of labor epidural analgesia on the neurobehavioral responses of newborn infants. Acta Anaesthesiol Scand 1989 ; 33 : 320-5.
32) Vogl SE, Worda C, Egarter C, et al. Mode of delivery is associated with maternal and fetal endcrine stress response. BJOG 2006 ; 113 : 441-5.
33) Talor A, Fisk NM, Glover V. Mode of delivery and subsequent stress response. Lancet 2000 ; 355 : 120.
34) Spurung J, Flick RP, Wildes RT, et al. Anesthesia for cesarean delivery and learning disabilities in a population-based birth cohort. Anesthesiology 2009 ; 111 : 302-10.
35) Flick RP, Lee K, Hofer RE, et al. Neuraxial labor analgesia for vaginal delivery and its effects on childhood learning disabilities. Anesth Analg 2011 ; 112 : 1424-31.
36) Albani A, Addamo P, Renghi A, et al. The effect on breastfeeding rate of regional anesthesia technique for cesarean and vaginal childbirth. Minerva Anesthesiol 1999 ; 65 : 625-30.
37) Hirose M, Hara Y, Hosokawa T, et al. The effect of postoperative analgesia with continuous epidural bupivacaine after cesarean section on the amount of breast feeding and infant weight gain. Anesth Analg 1996 ; 82 : 1166-9.
38) Beilin YB, Bodian CA, Weiser J, et al. Effect of labor epidural analgesia with and without fentanyl on infant breast-feeding. Anesthesiology 2005 ; 103 : 1211-7.
39) Wilson MJA, MacArthur C, Cooper GM, et al. Epidural analgesia and breastfeeding : a randomized controlled trial of epidural techniques with and without fentanyl and a non-epidural comparison group. Anaesthesia 2010 ; 65 : 145-53.
40) French CA, Cong X, Chung KS. Labor epidural analgesia and breastfeeding : a systematic review. J Human Lact 2016 ; 32 : 507-20.

〔天野　完〕

第9章 無痛分娩の安全対策

　分娩には文化的な側面があり，伝統的な様式，手技，技術がある。その中には現代医学の観点からは安全性に疑問のあるものも含まれており，近年放棄された方法も少なくない（骨盤位の経腟分娩が激減したのはその一例と考えられる）。また，より快適で満足度の高い分娩を目指して，新たな様式が試されることもまれではない。近年わが国で導入されたものだけでも，ラマーズ法，カンガルーケア，フリースタイル分娩，水中出産などが挙げられる。

　産科医は分娩の専門家として，妊産婦自身の希望と向き合いながら，個々の分娩の様式を検討し，選択している。無痛分娩はある意味でそのような分娩様式の多様性の一形態であるかもしれないが，産痛の軽減というメリットの圧倒的な大きさから，全世界で広く採用されている。わが国では，種々の要因から導入が進まなかったが，2010年代になって普及速度が増大していると考えられる。そのような状況下で，無痛分娩を実施する立場にあるものは，無痛分娩に伴って発生しうる合併症や分娩経過の修飾等を適切に認識し，リスクを管理していく必要がある。

　筆者は，平成29年度の厚生労働科学研究で，「無痛分娩の実態把握及び安全管理体制の構築についての研究」を担当した。本項では，その研究における成果を踏まえて，無痛分娩を実施する立場での安全性確保の考え方について概説する。

1 無痛分娩とそのリスク要因に関する現状認識

1 無痛分娩の実施実態について

　わが国の無痛分娩実施状況に関する全国調査としては，2008年に照井らが実施した「全国の分娩取り扱い施設における麻酔科診療実態調査」[1]と2017年に日本産婦人科医会が実施した「分娩に関する調査」[2]がある。いずれも全数調査とはなっていないため，推定値ということになるが，2008年が2.6％，2014年4.6％，2015年5.5％，2016年6.1％という実施率は，先進国の中で無痛分娩の実施率が特異に低い状況が続いていたわが国においてもようやく，無痛分娩のニーズが高まってきていることを示唆しているものと思われる。今後は，全国の分娩の現場に無痛分娩が拡大していくことを視野に入れて，その安全な実施体制を実現していく必要がある（図9-1）。

2 無痛分娩と妊産婦死亡の関係

　2010年より開始された妊産婦死亡症例検討評価委員会の報告[3]によると，2016年までの7年間に報告された妊産婦死亡271例中，無痛分娩が実施されていたのは14例，5.2％だった。この時期の無痛分娩実施率が5％前後であったと推定されることから，無痛分娩で特に妊産婦死亡率が高い

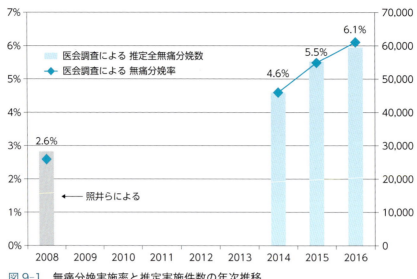
図 9-1　無痛分娩実施率と推定実施件数の年次推移

とは考えにくい。また，この 14 例の中で麻酔の直接の合併症による死亡と評価された例は 1 例に限られていた。しかし，その一方で，2017 年に複数の無痛分娩の麻酔合併症に関連した産婦死亡および重大な後遺障害の事例が報道され，無痛分娩の安全性に対して一般の妊産婦および社会の関心が著しく高まることとなった。このような懸念に対しては，無痛分娩に関する正しい知識の普及と実施施設からの正確な情報提供を通じて，その解消をはかっていくことが重要と考えられる。

3 無痛分娩の重大な麻酔合併症について

現代の無痛分娩の標準的な方法は硬膜外麻酔法あるいは脊髄くも膜下硬膜外併用麻酔法（CSEA）である。これらの麻酔法の実施に際して発生しうる重大な合併症として，局所麻酔薬中毒と高位脊髄くも膜下麻酔（高位脊麻）・全脊髄くも膜下麻酔（全脊麻）がある。

(1) 局所麻酔薬中毒[4]

①頻度：報告により 0.01％〜0.2％程度と広い幅がある。

②徴候・症状：初期は抑制系の遮断による刺激症状（舌，口唇のしびれ，金属様の味覚，多弁，呂律困難，興奮，めまい，視力，聴力障害，ふらつき，痙攣等の中枢神経系の症状，高血圧，頻脈，心室性期外収縮等の心血管系症状），その後，興奮系の遮断による抑制症状（譫妄，意識消失，呼吸停止，洞性徐脈，伝導障害，低血圧，循環虚脱，心静止）を呈する。心電図上は，PR 延長，QRS 幅の増大が認められる。局所麻酔薬が直接血管内に注入された場合は，初発症状が循環虚脱ということもある。

③予防：日本麻酔科学会は，「局所麻酔薬中毒への対応プラクティカルガイド」において，予防策として，患者の背景にある病態の把握，局所麻酔薬の投与量の減量および少量分割投与，局所麻酔薬中毒の発症リスクが少ない局所麻酔薬の使用，穿刺後の吸引テストの実施，テストドーズ（試験投与），アドレナリン添加局所麻酔薬等の血管内投与を検知する手段の活用，超音波画像による穿刺針やカテーテル位置の評価，を挙げている。

④治療：局所麻酔薬の投与を中止し，子宮の左方転位，呼吸循環管理を行う。痙攣の治療を行う。脂肪乳剤の投与を行う。必要に応じて体外循環を準備する。

(2) 高位脊麻・全脊麻

局所麻酔薬の意図しないくも膜下腔・硬膜下腔への注入，分娩経過中の硬膜外カテーテルのくも膜下腔・硬膜下腔への迷入，局所麻酔薬の硬膜外腔への過剰投与等が原因となる。

①頻度：0.006％（1/16,200）〜0.07％（1/1,400）
②症状・徴候：興奮，徐脈・血圧の著明な低下，呼吸困難・呼吸停止，発語困難，意識喪失（中枢神経系の血流減少による），胎児低酸素症
③治療：子宮左方転位，100％酸素による換気，気管挿管，母児のモニター，容量負荷，昇圧剤投与等を迅速に実施し，呼吸循環管理を行う。

2 安全性確保のための基本的な考え方

1 無痛分娩に伴うリスクを明らかにすること

分娩はリスクを伴う。これを管理し，良好な母児の予後を確保することが産科医の責務である。無痛分娩を実施する場合には，分娩に伴う本来のリスクに加えて，麻酔に起因するリスクおよび麻酔が分娩に与える影響に伴うリスクが発生する。分娩が順調に経過している場合，これらのリスクはあまり表面化することはないが，ひとたび顕在化した際には，迅速かつ適切な対応が必要になる。無痛分娩の実施にあたっては，これらの付加的なリスクを明示的に認識し，対応できる診療体制を整備し，設備・機器等を準備しておく必要がある。このような体制の明確化については米国麻酔学会が公開している「めざすべき産科麻酔の到達目標について」[5]が参考になる。

2 無痛分娩管理ケアチームを決めること

無痛分娩の場合は，担当産科医と助産師・看護師等で構成される通常の分娩の管理ケアチームとは別に，麻酔管理者，麻酔担当医，無痛分娩研修修了助産師・看護師等で構成される無痛分娩の管理ケアチームを構築し，それがわかるようにしておく必要がある（図9-2）。それぞれの役割をすべて別のスタッフが担当する必要はないと考えられるが，必要な役割を明確にすることは各役割の重要性に関する認識の共有に有用と考えられる。通常の分娩の管理ケアとは異なる部分については，無痛分娩用のマニュアル，看護観察マニュアル等を整備し，施設内，チーム内での認識の共有をはかるべきである。

3 役割を果たすことの重要性

このチーム構成については，麻酔科医が勤務している場合でも，産科医だけで対応する場合でも基本的に同一であり，その担当する役割を適切に果たすことによって，安全な無痛分娩の実施が担保されることになる。逆にいうと，必要な役割を果たすことができるだけの体制をとり，人員を配置する必要があることになる。

4 情報公開の重要性

それぞれの施設における無痛分娩の実施体制および診療実績に関する情報はホームページ等を通じて積極的に公開されるべきである。無痛分娩実施施設は，無痛分娩を安全に実施するために必要

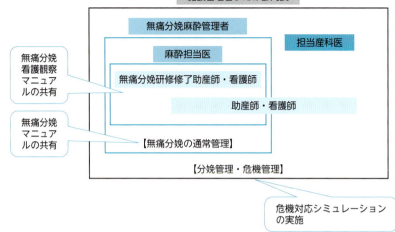

図 9-2　安全な無痛分娩のための施設管理体制（案）

な体制整備がなされていることを明示することを通じて，社会からの信頼を獲得するために努力することが必要となっている．公開する情報としては自施設の無痛分娩の診療実績，標準的な説明文書，標準的な方法，救急蘇生に関する体制のほか，担当者の麻酔科研修歴や無痛分娩実施歴，安全性確保のための講習会の受講歴等が重要である．

3　設備・機器の整備

　無痛分娩の実施に際しては，頻度は低くても根絶は不可能と考えられる局所麻酔薬中毒や全脊麻の発生にも対応可能な体制が必要であり，以下のような設備・機器を整備する必要がある．
①適切な蘇生設備を有し，使用できる状態で管理されていること
●蘇生設備：酸素ボンベ，酸素流量計，バッグバルブマスク（アンビュバッグなど），マスク，酸素マスク，喉頭鏡，気管チューブ（内径 6.0, 6.5, 7.0 mm），スタイレット，経口エアウェイ，吸引装置および吸引カテーテル
●除細動器または AED（自動体外式除細動器）
②救急薬品カートをベッドサイドに有すること
●薬品：アドレナリン，硫酸アトロピン，エフェドリン，フェニレフリン，2％静注用リドカイン，ジアゼパム，チオペンタールまたはプロポフォール，スキサメトニウムまたはロクロニウム，スガマデックス，硫酸マグネシウム，静注用脂肪乳剤
●輸液：乳酸加（酢酸加，重炭酸加）リンゲル液，生理食塩水
③麻酔器が使用できる状態であること（設置場所は手術室でもよい）
●定期点検が行われていること

- ●（日本麻酔科学会始業時チェックリスト等を用いた）麻酔器始業時点検が行われていること
- ④母体用の生体モニターが使用できる状態であること
- ●心電図，非観血的血圧計（自動），パルスオキシメータ

4 診療体制の整備

責任体制および役割分担と各担当者の業務を明確化することが重要である。

1 人員の配置

(1) 無痛分娩麻酔管理者

常勤医の中で十分な経験と資質を有する医師を，施設全体の無痛分娩の実施体制を管理する無痛分娩麻酔管理者として決定する。麻酔管理者は，その施設の無痛分娩の体制整備を担い，無痛分娩マニュアル，無痛分娩看護観察マニュアル等の整備，実際に無痛分娩を担当する麻酔担当者および無痛分娩研修修了助産師・看護師の選任を行う。

(2) 麻酔担当医

実際に無痛分娩を担当する麻酔担当医は，無痛分娩の適応を適切に判断すること，分娩のための硬膜外麻酔等を安全に施行すること，硬膜外麻酔等の合併症に適切に対応することが求められ，安全で確実な硬膜外麻酔および気管挿管実施の能力を有する必要がある。麻酔担当医は，安全に無痛分娩を実施するために以下のような対応を行う。

- ・定期的に産婦を観察すること
- ・硬膜外腔へ局所麻酔薬等の薬物投与に責任を果たすこと
- ・麻酔記録が確実に記載されるよう管理すること
- ・硬膜外麻酔開始後30分間は集中的に患者の全身状態およびバイタルサインを観察できる体制をとること
- ・無痛分娩の経過中，硬膜外麻酔開始30分後から産後3時間までの間は，緊急時に5分程度でベッドサイドに到達できる範囲内にとどまる体制をとること

(3) 無痛分娩研修修了助産師・看護師

蘇生法，無痛分娩関連の講習会受講歴があり，無痛分娩管理に習熟した助産師・看護師が，無痛分娩のケアを指導・担当することが重要である。

2 安全管理体制の整備

以下のような取組が重要である。

- ・無痛分娩に関する施設方針を策定すること。
- ・無痛分娩マニュアル・無痛分娩看護マニュアル等を作成し，担当職員が共通の認識に基づいて診療およびケアを実践できるように訓練を行うこと。
- ・施設内で勤務者自身が参加して危機対応シミュレーションを実施すること。
- ・インシデント・アクシデントに関する情報を共有し再発防止に努めること。

5 研修の充実

　無痛分娩実施施設の担当者に必要な研修の内容は，これまで明らかになっていなかった．医師，助産師，看護師が無痛分娩麻酔管理者，麻酔担当医，無痛分娩指導助産師・看護師として役割を果たし，無痛分娩の安全性を確保するため，そしてその施設が実際に安全性確保のために必要な体制を整備していることを示すためには，受講が必要な講習等（以下，AからDのカテゴリーに分けて例示する）を明確化し，その受講歴を公開することが望ましいと考えられる．

A． 安全な産科麻酔の実施と管理に関する最新の知識の修得のための講習
- 麻酔科を専門としていない医師が麻酔担当医として役割を果たすために，無痛分娩や産科麻酔に関連する知識を更新し，新たな技術を習得することを目的とする．

B． 産科麻酔に関連した病態への対応のための講習
- 産科麻酔，無痛分娩の実施と関連して増大する産科的リスク，分娩管理上の留意点等について認識を共有し，適切な対処法を学ぶことを目的とする．麻酔科医も産科医も定期的な受講が必要と考えられる．

C． 救急蘇生コース
- 妊産婦蘇生が必要となった場合，チームとして適切に対応できることを目的とする．既存の救急蘇生コースを活用することができる．チームの構成員は受講が必要となる．

D． 安全な麻酔実施のための最新の知識を修得し，ケアの向上をはかるための講習
- 主に助産師・看護師が産科麻酔および無痛分娩時のケアを適切に実施するための基本的な知識とケアについて学ぶことを目的とする．

　今後，安全な無痛分娩を普及させていくためには，無痛分娩の実地研修を含め，研修の機械を増やすことがきわめて重要である．

【文　献】

1) 照井克生, 上山博史, 大西佳彦ほか. 全国の分娩取り扱い施設における麻酔科診療実態調査. 厚生労働科学研究費補助金（こども家庭総合研究事業）分担研究報告書. 2009.
2) 日本産婦人科医会. 分娩に関する調査. 2017. http://www.jaog.or.jp/wp/wp-content/uploads/2017/12/20171213_2.pdf
3) 妊産婦死亡症例検討評価委員会, 日本産婦人科医会. 母体安全への提言2016　vol.7；p.37, 2017. http://www.jaog.or.jp/wp/wp-content/uploads/2017/08/botai_2016.pdf
4) 日本麻酔科学会. 局所麻酔薬中毒への対応プラクティカルガイド. 2017. http://www.anesth.or.jp/guide/pdf/practical_localanesthesia.pdf
5) American Society of Anesthesiologists Optimal Goals for Anesthesia Care in Obstetrics.(Approved by the ASA House of Delegates on October 17, 2007, and last amended on October 26, 2016)

　　　　　　　　　　　　　　　　　　　　　　　　　　　　　　　　　　　　（海野信也）

索 引

和 文

【あ】
アドレナリン添加…33
アプガースコア…102
アルコールを含む消毒液…29

【い】
医療用麻薬…34
インフォームドコンセント…25
陰部神経ブロック…9, 77

【え】
塩酸エフェドリン…70
塩酸リトドリン…70

【お】
オピオイド…22, 34

【か】
片効き…32
カテーテルトラブル…47

【き】
危機対応シミュレーション…111
気道確保…27
吸引テスト…33, 41, 43
救急カート…27
急性硬膜外血種…51
局所麻酔薬…21, 54
　　──中毒…41, 54, 108
　　──中毒の診断…55
　　──中毒発現量…54
　　──中毒発生時の対応…55

【く】
区域鎮痛法…9
偶発的硬膜穿刺…59

【け】
頸管開大曲線…82
経皮的電気刺激療法…11

【こ】
高位脊髄くも膜下麻酔…43, 108

高位脊麻…108, 109
高位鎮痛…59
抗凝固療法…18
硬膜外カテーテルのくも膜下腔への迷入…43
硬膜外カテーテルの血管内迷入…41
硬膜外血腫…18, 57
硬膜外自己調節鎮痛法…9
硬膜外鎮痛法…3, 4, 9, 108
硬膜下血腫…57
硬膜下出血…49
硬膜穿刺後頭痛…25, 49, 70
呼吸抑制…23

【さ】
臍帯動脈血ガス分析値…102
サイナソイダル様パターン…100
産痛…15

【し】
子宮筋過収縮・頻収縮…97
子宮動脈血管抵抗指数…75, 101
自己調節鎮痛法…34
死戦期帝王切開術…64
自然分娩法…10
児頭回旋異常…88
自動体外式除細動器…28
脂肪乳剤による治療…55
静注用脂肪乳剤…110
静脈洞血栓症…49
静脈内患者調節鎮痛法…8
少量分割投与…33
神経学的合併症…51
神経筋疾患…17
神経毒性…36
心疾患合併妊婦…17, 18
新生児神経行動…102
　　──評価スコア…8

陣痛…15
心停止…63
心毒性…36

【せ】
精神予防法…12
声門上器具…27
脊髄くも膜下硬膜外併用鎮痛法…9, 108
脊椎の彎曲…19
遷延一過性徐脈…69
全身投与法…7
全脊髄くも膜下麻酔…43, 59, 108
全脊麻…108, 109
選択的分娩誘発…81

【そ】
搔痒…91

【た】
胎児 $tcPO_2$…75
胎児一過性徐脈…69
胎児心拍数陣痛図…97
胎児動脈血酸素飽和度…97
体性痛…7
大動静脈圧迫…97
胎盤移行…21

【ち】
超音波装置…32
鎮痛効果…38

【て】
帝王切開…36
低血圧…48
テストドース…33, 41, 43
デルマトーム…38

【な】
内臓痛…7

【に】
日本産科麻酔学会…11

日本麻酔科学会始業時チェックリスト…111
妊娠高血圧症候群…16
妊婦の心肺蘇生…61

【は】
発熱…88
バランス麻酔…8
パルスオキシメータ…28

【ひ】
非感染性炎症反応…90
非対称的ブロック…45

【ふ】
フリードマン曲線…82
プレスキャン…32
分娩と麻酔研究会…11

【ほ】
傍頸管ブロック…9, 73
母体の急変対応…61
母体の心肺蘇生…61
母体の生体情報…28
母乳哺育…104

【ま】
麻酔合併症…108
麻酔担当医…109
まだら効き…45

【む】
無痛分娩看護観察マニュアル…111
無痛分娩研究会…11
無痛分娩研修修了助産師・看護師…109

無痛分娩麻酔管理者…110
無痛分娩マニュアル…111

【や】
ヤコビー線…28

【ら】
ラマーズ法…12

欧　文

【A】
A-V compression…97
AED…28
automated external defibrillator…28

【B】
Bromage スケール…39

【C】
combined spinal-epidural analgesia…9
CSEA…9, 67, 108

【F】
Franlenhaeuser 神経叢…9
$FSpO_2$…97

【I】
IC…25
informed consent…25
intravenous patient controlled analgesia…8
IV-PCA…8

【J】
Japan Society for Obstetric Anesthesia and Perinatology…11
JSOAP…11

【M】
McGill 疼痛質問票…1

【N】
NACS…75, 102
natural childbirth…10
needle-through-needle…67
neurological and adaptive capacity score…77, 102

【P】
paracervical block…9, 73
patient-controlled epidural analgesia…9, 34
PB…9, 77
PCB…9, 73
PCEA…9, 34
PDPH…25
PI…75
post PCB bradycardia…73
postdural puncture headache…25
PPCBB…73
pudendal block…9, 77
pulsatility index…75

【T】
tachysystole…97
TENS…11
transcutaneous electrical nerve stimulation…11

天野　完（あまの　かん）

●学歴・職歴
1974年 3月	名古屋市立大学医学部卒業
1974年 4月	北里大学病院産婦人科レジデント
1981年 4月	北里大学医学部産婦人科講師
1983年10月	国家公務員共済組合連合会横須賀共済病院産婦人科部長
1991年 4月	北里大学医学部（産婦人科講師）に復職
1999年 4月	北里大学病院産科病棟主任、周産母子センター主任
1999年 5月	北里大学医学部産婦人科助教授
2003年 4月	北里大学病院産婦人科科長代行
2009年 4月	北里大学医学部産婦人科診療教授
2013年 4月	北里大学病院産科科長、周産母子成育医療センター長
2014年 4月	北里大学医学部客員教授
	医療法人社団湘洋会　産婦人科吉田クリニック理事
2014年	平成26年度産科医療功労者厚生労働大臣表彰受賞

●専門領域
産科学、周産期医学、産科麻酔

●主な所属学会
日本産科婦人科学会　功労会員
日本周産期・新生児医学会　功労会員
日本産科麻酔学会　監事（会長：2003〜2014年）
日本妊娠高血圧学会　功労会員
日本分娩監視研究会　常任幹事

産科医のための無痛分娩講座 　　　　　　　　＜検印省略＞

2018 年 5 月 16 日　第 1 版第 1 刷発行

定価（本体 3,800 円 + 税）

　　　　　　　編集者　天　野　　　完
　　　　　　　発行者　今　井　　　良
　　　　　　　発行所　克誠堂出版株式会社
　　　　　　　〒 113-0033　東京都文京区本郷 3-23-5-202
　　　　　　　電話　(03)3811-0995　振替 00180-0-196804
　　　　　　　URL　http://www.kokuseido.co.jp

ISBN 978-4-7719-0506-1 C3047　¥3800E　　　印刷　三報社印刷株式会社
Printed in Japan ©Kan Amano, 2018

- 本書の複製権・翻訳権・上映権・譲渡権・公衆送信権（送信可能化権を含む）は克誠堂出版株式会社が保有します。
- 本書を無断で複製する行為（複写，スキャン，デジタルデータ化など）は，「私的使用のための複製」など著作権法上の限られた例外を除き禁じられています．大学，病院，診療所，企業などにおいて，業務上使用する目的（診療，研究活動を含む）で上記の行為を行うことは，その使用範囲が内部的であっても，私的使用には該当せず，違法です．また私的使用に該当する場合であっても，代行業者等の第三者に依頼して上記の行為を行うことは違法となります．
- JCOPY ＜(社)出版者著作権管理機構　委託出版物＞
本書の無断複写は著作権法上での例外を除き禁じられています．複写される場合は，そのつど事前に(社)出版者著作権管理機構（電話 03-3513-6969, Fax 03-3513-6979, e-mail：info@jcopy.or.jp）の許諾を得てください．